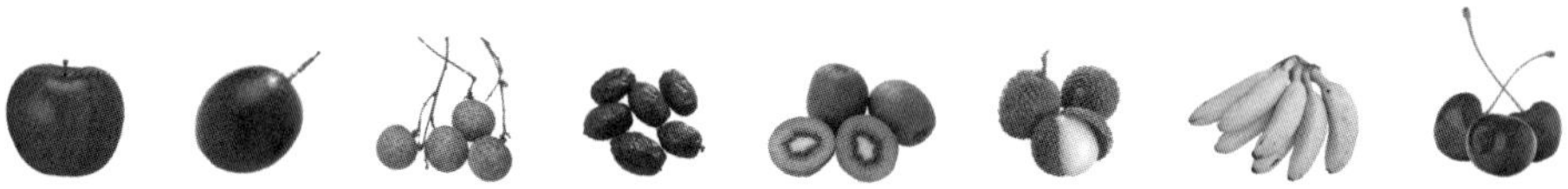

水果看人吃

你的體質適合吃水果嗎？
了解體質，遠離致病的水果地雷

Fruit
How to Eat
Guidbook

楊淑媚
蔡昆道
著

推薦序

水果有益處，也有禁忌

中醫師　吳明珠

在台灣這塊美麗土地上，所生產的水果實在很多。各種各樣的水果，除了吃它的特殊果香甜味外，你知道它也有預防、治療疾病的功效，以及食療上的用途和禁忌嗎？

如果想要藉由吃水果來達到健康養生，一定要好好參考楊淑媚醫師與蔡昆道醫師所用心著作的這本《水果看人吃》養生書！除了最常應用到的各類水果治療法，讓讀者清楚水果效用及對身體的益處，還能讓您每天吃水果就可以為自己和家人增進健康、預防疾病。

所以在此誠懇推薦此本《水果看人吃》，您將會由此書得到健康滿分的人生！

作者序

水果和中藥一樣，有寒熱屬性及功效

中國醫藥大學北港附設醫院中醫部　楊淑媚醫師

所謂「一日一水果，醫生遠離我」，我們都知道水果是很好的食物，對人體的健康很有幫助，飯後來點水果可幫助消化，水果是便祕的人的救星。水果既可以生津解渴，又可養顏美容，亦可讓人體富有活力，真是讓大家非常喜愛。

的確，水果含有豐富的維生素和礦物質，對人體很好又不會造成身體過多的負擔，尤其現代人注重養生，飲食轉向清淡，多食蔬果已是一種趨勢，水果食用性方便，更受到大家的歡迎。台灣氣候宜人，四季生產各式各樣的水果，鮮甜美味可口，我們能生活在這寶島，享受這麼多種類的水果，真是一種幸福啊！

每到夏天，大家喜歡大口大口嗑著西瓜，爽快又解暑，只是西瓜一片接著一片吃，真的沒問題嗎？體質壯實的人是沒問題，只是體質虛弱的人可就要注意了，由於每個人體質的不同，寒性體質的人吃多了寒涼性水果，可能就會讓體質更加虛寒或產生腹瀉的症狀。

另外，農民曆上有記載，柿子和螃蟹一起食用會中毒。新聞也有報導葡萄柚和藥物一起吃會出事，真的有這麼恐怖嗎？的確，有些水果和食物一起食用真的是有禁忌的，不可不小心謹慎。

生病的時候總是希望能趕快好起來，當生病時該吃些什麼水果好呢？蘋果還是梨子？有沒有什麼水果是對疾病有幫助的呢？答案是肯定的，水果和中藥一樣，各有它的寒熱屬性及功效，在生病的時候吃些對疾病有幫助的水果，可以讓身體快快好起來。

很榮幸本人和蔡昆道醫師在二〇〇七年出版了《吃對水果不生病》，廣受讀者喜愛，於二〇一四年由時報出版改版成《果療》，由於這本書很具實用性，現在又決定繼續升級改版成《水果看人吃》，書中有了全新的水果食譜，希望這本書同樣可以獲得大家的喜愛。

作者序

吃原型水果最健康

中國醫藥大學北港附設醫院內科部　蔡昆道醫師

「水果吃愈多愈好？」、「排便不順是水果吃太少了？」、「現在水果都太甜，吃多了會得糖尿病？」、「水果太冷不能吃？」……種種的疑問，你對水果的印象或看法又是如何？

其實，水果是要看人吃，由於每個人的體質不同，體質壯實的人多吃水果好處多多，不僅可以幫助排便，消除口臭，又可生津解渴、清熱消暑。但是體質虛弱的人吃多了水果，可能會拉肚子，腸胃不舒服或手腳冰冷。然而寒性體質的人就和水果無緣了嗎？其實不然，由於水果也有寒熱之分，亦有平性的水果，寒性體質的人，只要不一次吃太多水果，就不會有問題了。

水果含有豐富的維生素、礦物質和膳食纖維，建議直接洗乾淨來吃就好，並不需要特別打汁、加工調味或烹煮，這樣才可以獲取最天然的營養素。水果也建議食用當季盛產的新鮮品，過季冷藏的水果營養成分會下降，也不用吃昂貴稀有的水果或進口水果，反倒是現採的水果，最好吃也最具營養價值。

一般水果是日常飯後的食物，可以幫助消化。此外，生病的時候，除了吃藥以外，還可以吃什麼東西來幫助身體恢復健康呢？是保健食品還是雞精？其實不要忘了還有水果。例如：便祕可以吃香蕉、火龍果；尿量少可以吃西瓜、甘蔗；貧血可以吃龍眼肉、葡萄。

如何量身挑選適合自己的水果，以及了解水果的營養和神奇功效？這本《水果看人吃》結合了中西醫臨床醫療觀點，內容極具實用性，不僅說明了水果的性味和功效，也告訴大家生病時如何以水果輔助來恢復健康，希望可以讓大家正確吃水果，吃出健康美麗。

目錄

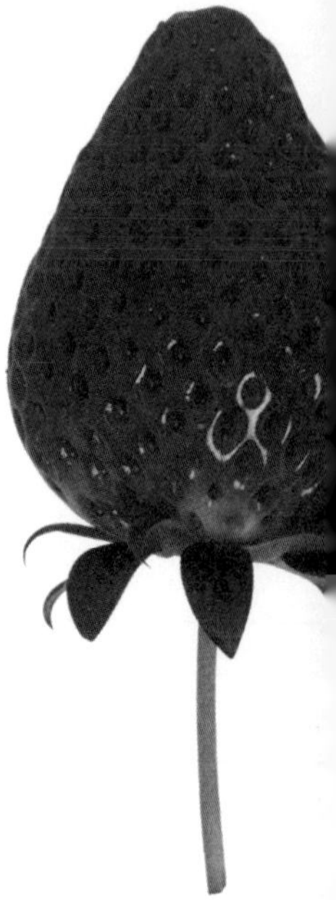

Chapter 2 吃水果之前

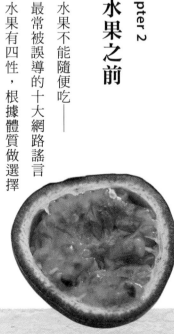

Chapter 3 吃對水果不生病

Chapter 4 對症吃水果，精選54道養生食譜

（本章目錄按疾病排列，請依索引方式查找）

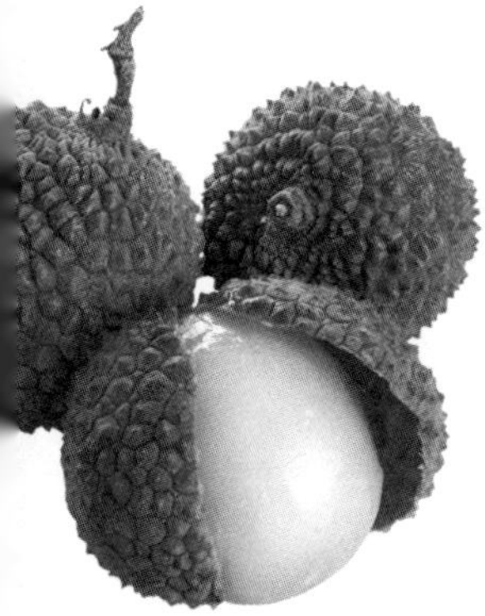

水果真的只有好處沒有壞處嗎？

水果的確是好東西，愛吃水果的人一定比不愛吃水果的人來得健康，但並不是將水果吃進肚子裡就會使身體變好。

現代人都知道多吃水果有益健康，大部分的人在飯後會吃一點水果來幫助消化，也有人認為飯前吃水果效果會更好，有的人甚至會一餐不吃飯而以水果餐來取代，更有不少人認為水果很好，即使大吃特吃也沒有關係。

水果的確是好東西，愛吃水果的人一定比不愛吃水果的人來得健康，但是不是將水果吃進肚子裡就會使身體變好，有些水果有吃的時間限制、有些則不可多吃，還有些水果得搭配對的食物才有營養效果，當我們具有正確的食用水果常識時，水果對我們身體的益處才會加倍。

食物有寒、熱性之分，寒性食物吃了會降火，熱性食物吃了較會上火。水果雖然是非常溫和的食物，但也有寒、熱的不同。一般來說我們依屬性把水果分成寒、熱、溫、涼、平性；依味道把水果分成酸、苦、甘、辛、鹹五味。性味不同，作用也隨之不同，看似平凡的水果竟然有著神奇的功效，就因其富含營養物質，所以對人體有非凡的調節作用。

你是屬於什麼體質呢？「冷底」或是「燥熱」呢？不同體質的人適合吃不同的水果，寒性體質的人適合吃溫熱及平性的水果，若是吃多了寒涼性水果，就會猶如雪上加霜，使體質更為冰寒；而熱性體質的人則適合吃寒涼及平性的水果，若是吃多了溫熱性水果，猶如火上加油，更加燥熱。

由此可知，吃對了水果可矯正自己偏差的體質，但是如果吃錯了水果又一次吃得過多，就會對身體造成不良的影響。本書就是要教大家正確吃水果，然後吃出健康來。

吃水果前，你搞懂自己的體質了嗎？

水果分溫熱、寒涼及平性，必須先了解自己的體質，才能選對適合自己的水果。我們將體質概分熱性、寒性兩大類，可依本篇的簡易〈體質自我檢測表〉來進行檢測。

體質自我檢測表

	熱性體質	寒性體質
頭部	□頭部發熱、顏面潮紅	□貧血、臉色蒼白
五官	□眼睛布滿血絲	□頭部常暈眩
四肢	□身體容易上火發炎	□手腳冰冷
皮膚	□臉上、身上易長痘疹	□不容易長痘疹

軀幹（胸腹部）	□容易緊張興奮、心跳速度快 □經常便祕	□低血壓 □常腹瀉、稀便
泌尿生殖系統	□尿少而色黃 □婦女生理週期常提早 □女性分泌物濃而有異味	□尿多而色淡 □婦女生理周期常延遲 □女性分泌物稀稀水水的
綜合症狀	□常口乾舌燥 □不喜熱飲、嗜喝冷飲 □不喜吃熱性食物	□不易口渴、不愛喝水 □不喜冷飲、喜喝熱飲 □吃不得寒性食物
綜合症狀	□喜歡説話，聲音又大又急 □體溫比別人高、容易流汗 □汗味濃、有體臭 □十分怕熱 □腺體亢進、代謝旺盛、容易餓 □容易煩躁不安、性急易怒 □舌苔較厚、顏色偏黃 □脈搏跳得又快又強	□講話有氣無力，不喜歡講話 □不易流汗 □病後痊癒較慢 □怕冷 □經常感冒、抵抗力差 □四肢無力、精神萎靡 □舌頭顏色淡紅、嘴唇無血色 □脈搏跳得較慢或較無力

若是在熱性和寒性體質的項目都有打勾，則要看哪一類被勾選的項目較多，哪種症狀較常出現，來判斷自己體質的熱、寒性。

其實體質是複雜的，有時也會有寒熱夾雜的情形，這時可能就得請專業的中醫師來做體質判斷較準確。

檢測後如果是熱性體質的人，適合吃寒涼性的水果；如果是寒性體質的人，則適合多吃溫熱性的水果；平性水果則兩種體質都適合。吃對了水果，就不會造成身體不適，也才能達到利用水果養生及治療疾病的目的。

寒、熱性體質適合吃的水果一覽表

體質	水果屬性	水果名稱
熱性體質	寒涼	楊桃、柿子、香蕉、番茄、奇異果、柚子、橘子、西瓜、香瓜、枇杷、梨子、草莓、桑椹、山竹、火龍果、椰子水、甘蔗
寒性體質	溫熱	荔枝、龍眼、桃子、梅子、櫻桃、榴槤、釋迦、紅棗、棗子、石榴
所有體質	平性	葡萄、檸檬、柳橙、李子、芒果、蘋果、鳳梨、番石榴、蓮霧、百香果、酪梨、木瓜、金橘

Chapter 1

常見40種水果營養圖鑑百科

水果跟各種食物一樣，隱藏各種密碼，透過本章內容可讓讀者解開各種水果密碼，利用不同水果的性味、宜忌和營養搭配適合自己體質的水果，達到調理身體的目的。

本章節將水果以主要產季排序，分為春、夏、秋、冬四大部分，除了依照個人體質挑選水果，挑選當季盛產、新鮮的水果，亦是吃的健康的重點。

常見40種水果
營養圖鑑百科

春季水果

2～4月

寒涼性水果

奇異果、番茄、桑椹、楊桃、枇杷

溫熱性水果

梅子

平性水果

蓮霧、李子

奇異果

Kiwi fruit

獼猴桃

產季　9月～4月

性味　味甘而微酸，性寒

NG

坐月子婦女不建議食用

喝牛奶前後不吃

OK

高血脂者可吃

小便澀痛者可吃

適合

1. 清熱、緩解熱燥、止渴，改善煩渴。
2. 利小便、治小便澀痛。
3. 健脾止瀉，改善腹瀉。
4. 可降血脂。

注意

1. 奇異果須經催熟後才可食用。
2. 奇異果屬性較寒，經期、坐月子的婦女盡量不要食用。
3. 奇異果容易與奶製品中的蛋白質凝結成塊，影響消化功能，故喝牛奶前後不宜吃奇異果。

每100g所含營養成分

熱量	56 kcal
水分	84 g
碳水化合物	14 g
膳食纖維	2.7 g
維生素A效力	11 RE
維生素C	73 mg
鉀	290 mg
鈣	28 mg
鐵	0.3 mg

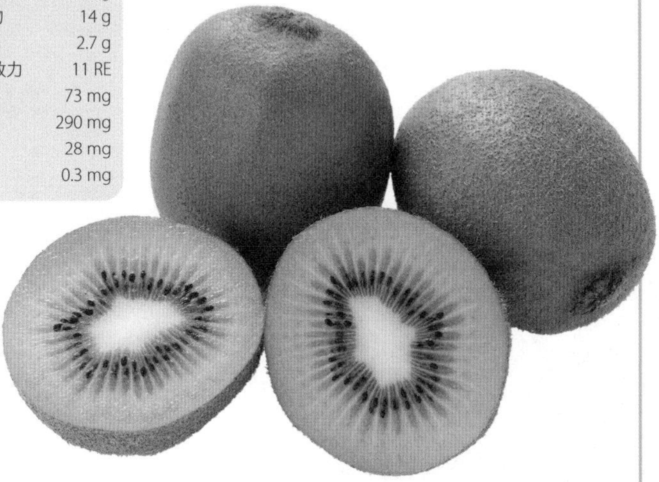

選購指南

1. 果實成熟，果形勻稱，以無傷痕的最好。
2. 果實堅實者會較酸，買回家放3天即成熟可食，可使酸味減少，果肉也會變軟。
3. 若果肉出現過分柔軟或脹大的現象，表示是不新鮮的。

番茄

Tomato

黑柿蕃茄、聖女蕃茄等

產季　12月～4月

性味　味甘而酸，性微寒

NG

番茄未熟不可吃

空腹不可吃

OK

好發口角炎者可吃

高血壓者可吃

適合

1. 健胃消食、生津止渴、治牙齦出血。
2. 預防高血壓。
3. 富含維他命C，對口角炎有幫助。

注意

1. 空腹不宜過量食用，因番茄中含有大量的膠質、柿膠酚等物質，這些物質能與胃酸發生化學反應，並凝結成不易解的塊狀物，堵住胃的出口，使胃內壓力升高，造成胃的擴張，引發胃脹痛。
2. 買番茄時，必須選擇外表熟透且全紅的，因為未熟的番茄含有番茄鹼，若大量進食後，會引發食物中毒，造成胃腸發炎、胃部灼痛等症狀，輕者可喝濃茶或鹽水來解之，重者必須送醫治療。
3. 腸胃虛寒（易腹瀉）者、正患寒咳（喉癢痰白）者不宜多吃生，因其性寒，最好煮熟才吃。

聖女番茄　每100g所含營養成分

熱量	35 kcal
水分	91 g
碳水化合物	6.7 g
膳食纖維	1.5 g
維生素A效力	609.8 RE
維生素C	49.9 mg
鉀	200 mg
鈣	16 mg
鐵	0.5 mg

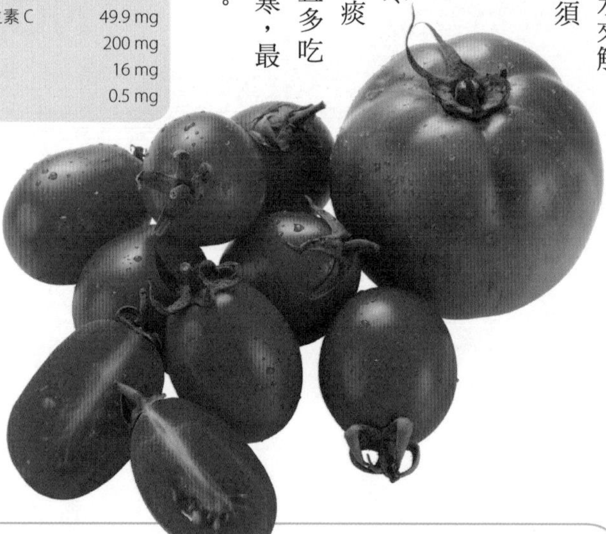

選購指南

果實飽滿，果肉結實無空心，色澤均勻無裂痕或病斑，熟度適中，硬度過高或過軟者較不好。

桑椹

Mulberry

產季　4月

性味　味甘，性寒

NG

忌與韭菜同食

消化不良者慎食

OK

貧血頭暈適合食用

適合老人便祕食用

適合

1. 養血滋陰，治陰血不足所引起的頭暈目眩。
2. 補肝腎，可烏髮，強腰膝，改善耳鳴。
3. 潤腸通便，適用於老人腸燥便祕。
4. 生津止渴。

注意

1. 桑葚能使胰蛋白酶活性降低，因此消化不良的人要慎用。
2. 桑葚與韭菜同食會引起腹痛下痢。
3. 脾胃虛弱容易腹瀉的人不宜多食。

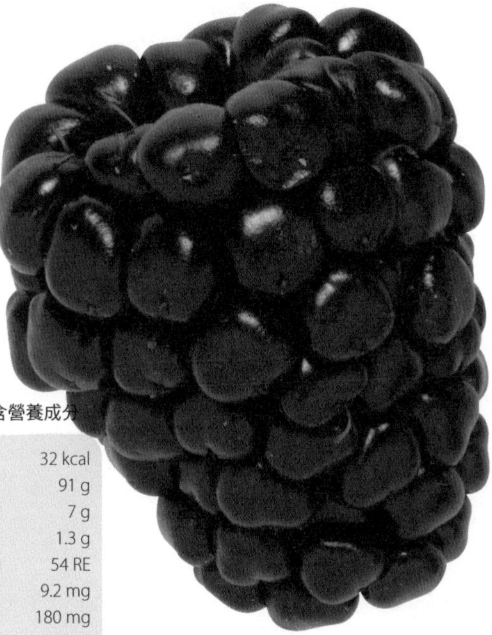

每100g所含營養成分

熱量	32 kcal
水分	91 g
碳水化合物	7 g
膳食纖維	1.3 g
維生素A效力	54 RE
維生素C	9.2 mg
鉀	180 mg
鈣	41 mg
鐵	0.4 mg

選購指南

果實大，紫黑成熟者較好。

楊桃

Star fruit

產季　10～3月

性味　味甘而酸，性涼。

NG

腎臟病人少食

容易拉肚子的人不可多吃

OK

嘴破、喉嚨痛的人

可以多吃

適合

1. 清熱、生津止渴，改善口破、牙痛、咽喉腫痛。
2. 利小便，改善小便熱痛。
3. 解毒，可解酒毒、食毒。

注意

1. 性涼，容易拉肚子的人不宜多吃。
2. 楊桃味甘而酸，性涼，能生津止渴，但因鉀離子含量高，有腎臟病的人勿多食，否則易造成鉀排出不易，滯留於體內，使得心跳過快。

每100g所含營養成分

熱量	32 kcal
水分	90.8 g
碳水化合物	8.2 g
膳食纖維	1.3 g
維生素A效力	3.6 RE
維生素C	44.3 mg
鉀	152 mg
鈣	2 mg
鐵	0.2 mg

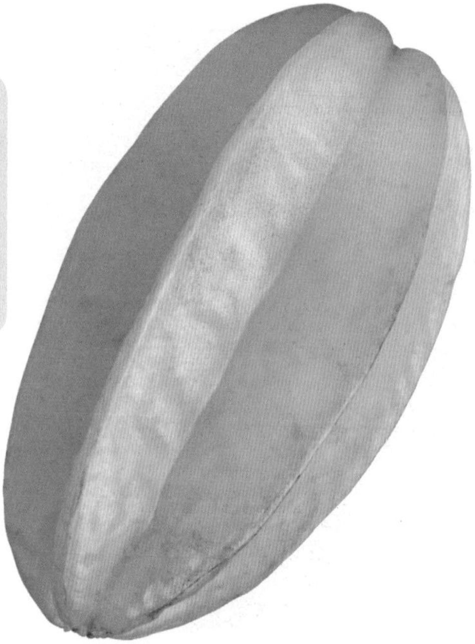

選購指南

1. 外觀清潔、果肉肥厚、果色黃中帶綠，稜邊青綠、富光澤而有透明感的較好。稜邊變黑，皮色接近澄黃表示已熟透多時，太青則會較酸。
2. 食用時，去除種籽及其囊膜後口感較佳。

枇杷

Loquat

產季　3月～4月

性味　味甘而酸，性涼。

NG

易腹瀉者少食
咳嗽痰多
不宜食用

OK

易流鼻血者
適合食用
打嗝者食用可止嗝

適合

1. 潤肺止咳，改善肺熱咳嗽（熱咳者較為適合），治失聲。
2. 增進食慾、幫助消化，止嘔吐、打嗝。
3. 有胃熱、口乾，流鼻血的人適合食用。

注意

1. 性涼，易腹瀉者不宜過分攝食。
2. 多食會生痰，咳嗽痰清稀者不宜食用。

每100g所含營養成分

熱量	38 kcal
水分	89.1 g
碳水化合物	9.8 g
膳食纖維	0.9 g
維生素A效力	134.7 RE
維生素C	3.9 mg
鉀	173 mg
鈣	12 mg
鐵	0.2 mg

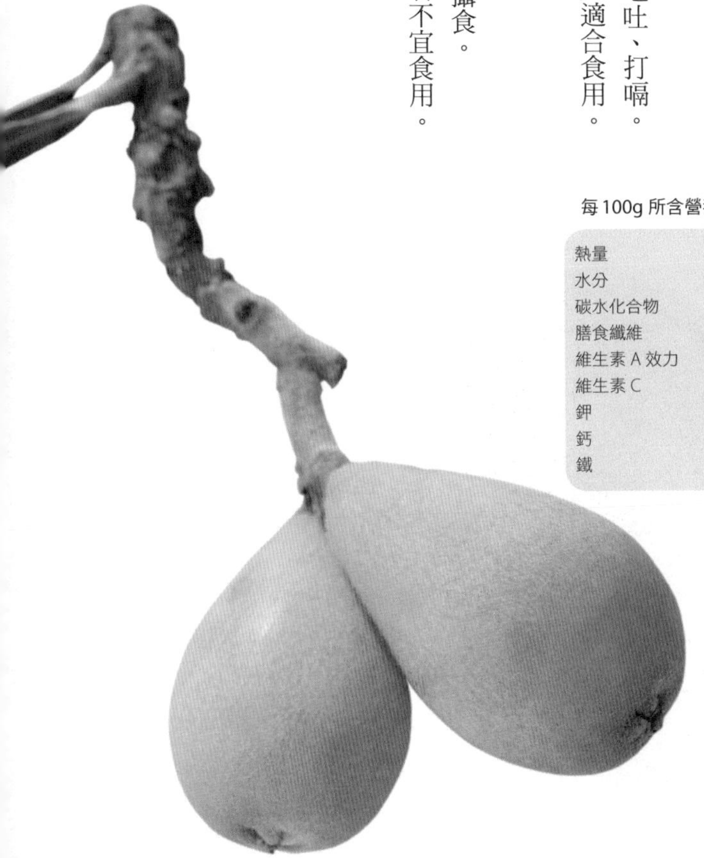

選購指南

選擇果粒大而完整，色澤濃且均勻果皮的絨毛及果粉完美的較佳。

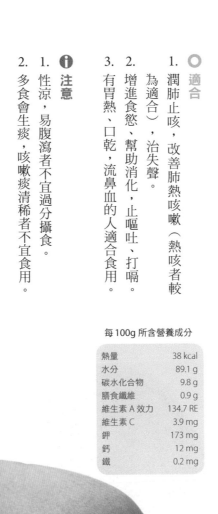

梅子

胭脂梅

Japanese Apricot

產季　4月

性味　味酸，性溫

NG

不宜多食

避免傷害牙齒

胃發炎者不宜食

OK

易腹瀉者可食

易過敏者宜食用

適合

1. 收縮膽囊，促進膽汁分泌。
2. 抗過敏，抑菌作用。
3. 生津止渴，增加唾液，改善口乾。
4. 止咳（非感冒的咳嗽），改善肺虛久咳，虛熱煩咳。
5. 止瀉，改善久瀉。
6. 安蛔蟲，改善蛔蟲腹痛。

注意

1. 梅子味極酸，吃多了對牙齒不好。
2. 胃潰瘍、胃炎、胃酸過多的人不適合食用。
3. 感冒引起的咳嗽不能吃梅子。
4. 食用完後，最好能立即刷牙、漱口，因梅子味酸，容易使牙齦腫脹、牙齒酸軟無力。

每100g所含營養成分

熱量	35 kcal
水分	90 g
碳水化合物	8.8 g
膳食纖維	2.0 g
維生素A效力	28.9 RE
維生素C	4.9 mg
鉀	245 mg
鈣	8 mg
鐵	0.2 mg

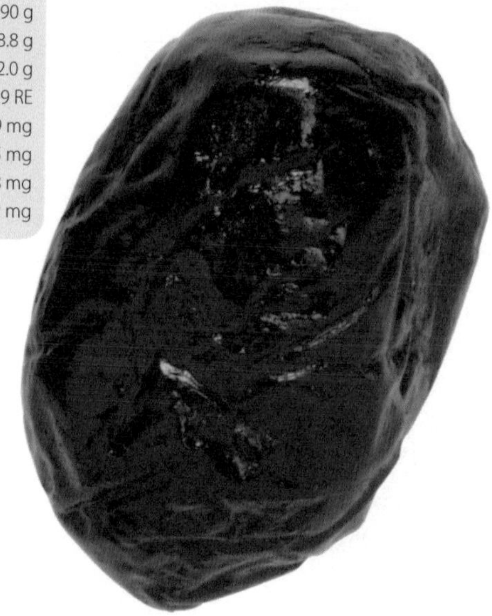

選購指南

1. 果實大、肉厚、核小者較好。
2. 烏梅：青梅用煙燻烤或蒸後，其色呈烏黑，因而得名。
3. 白梅：用鹽水浸漬曝乾後，上面會有白霜。

平性水果

蓮霧

Wax apple

產季　5月～7月
　　　11月～3月

性味　味甘澀，性平。

NG

頻尿者不宜多食

OK

可改善貧血
肥胖者最佳的
減肥水果

適合

1. 性平，熱量低，又可滿足口腹之慾，可當減肥水果。
2. 甜度低，糖尿病患者可食。
3. 含葉酸，可改善貧血。
4. 利尿。

注意

有利尿的作用，故頻尿者不宜多食。

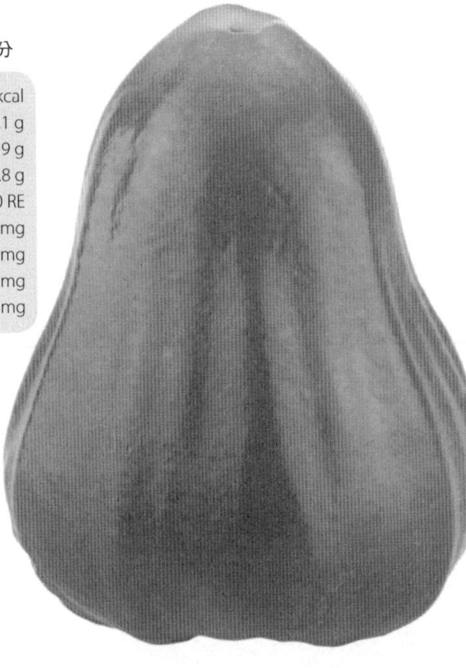

每100g所含營養成分

熱量	35 kcal
水分	90.1 g
碳水化合物	9 g
膳食纖維	0.8 g
維生素A效力	1.0 RE
維生素C	10 mg
鉀	95 mg
鈣	3 mg
鐵	0.1 mg

選購指南

1. 果實飽滿端正，果臍展開越大者越成熟。果色暗紅，紅的發黑者，較甜較好吃。
2. 避免果皮碰觸，有碰觸者要先吃，因其無法久放。

李子

Plum

產季　4～6月

性味　味甘而酸，性平

NG

不可同時喝大量的水

不可與蜂蜜同食

OK

牙齦浮腫虛火者宜食

適合

1. 促進胃酸和消化酶的分泌。
2. 增強腸胃蠕動。
3. 生津止渴，利小便。
4. 中醫記載「肝病宜食李」，故有肝炎或肝功能異常的人適合食用李子。
5. 有虛火者可食用。因熬夜或體虛而有口乾舌燥、牙齦浮腫者為虛火，可食李子。

注意

1. 味苦澀或放入水中會漂浮的李子有毒，禁止食用。
2. 吃完李子不宜喝大量的水，否則易腹瀉。
3. 李子不宜多食，攝入過多易與胃中的鹽酸鹽相互結合，形成人體難以消化的物質，進而產生傷害。
4. 據文獻記載，李子不可和雀肉、雞肉、雞蛋、鴨肉、鴨蛋同食，否則會損害人體五臟。

紅皮紅肉　每100g所含營養成分

熱量	39 kcal
水分	89 g
碳水化合物	9.6 g
膳食纖維	1.7 g
維生素A效力	54.7 RE
維生素C	2.4 mg
鉀	148 mg
鈣	5 mg
鐵	0.5 mg

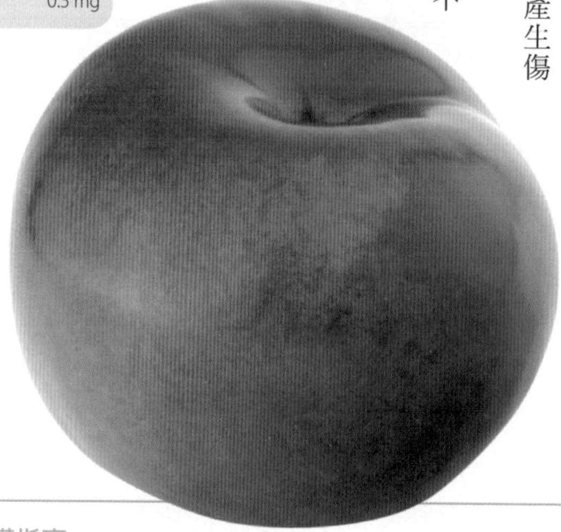

選購指南

果實碩大飽滿，果皮覆蓋蠟粉者為宜。

常見40種水果
營養圖鑑百科

夏季水果

5～7月

寒涼性水果

西瓜、香蕉、山竹、椰子、甜瓜

溫熱性水果

榴槤、桃子、荔枝、紅棗、龍眼

平性水果

鳳梨、芒果、葡萄

西瓜

Watermelon

產季　4月～8月

性味　味甘，性寒

NG

糖尿病患者禁食

體質虛寒不可多吃

OK

盛暑時吃可清涼解熱

便祕者可食

適合

1. 清熱解暑、生津利尿、治口破及口腔炎，改善暑熱引起的咽喉痛，口破，舌破，牙痛。
2. 西瓜是清涼解暑佳品。
3. 潤腸，可改善便祕。
4. 西瓜皮可利水消腫。

注意

1. 容易拉肚子和體質虛寒的人不宜多吃，過分攝食西瓜會沖淡胃液，引起消化不良、腹瀉。
2. 糖尿病的患者則完全禁食。

每100g 所含營養成分

熱量	33 kcal
水分	90.8 g
碳水化合物	8.0 g
膳食纖維	0.3 g
維生素 A 效力	68.7 RE
維生素 C	6.8 mg
鉀	121 mg
鈣	7 mg
鐵	0.2 mg

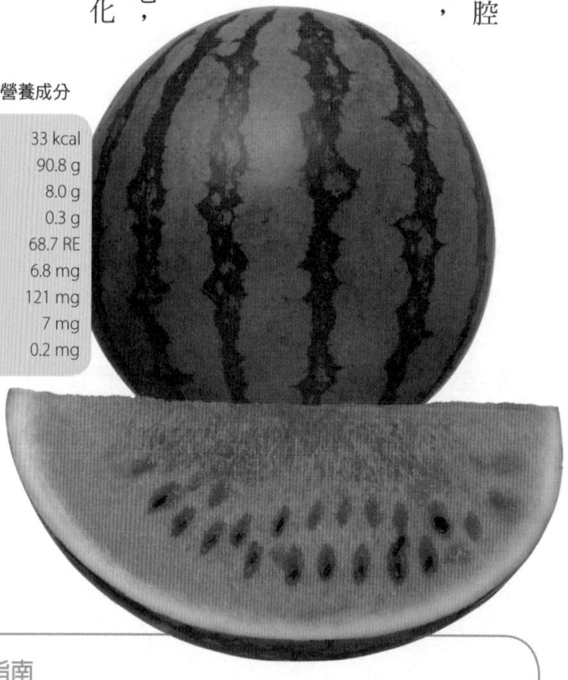

選購指南

1. 西瓜的果皮堅硬而有光澤，表面花紋清晰鮮明，果柄粗細均勻。
2. 如果柄呈黃枯、乾燥狀，為腐敗的藤瓜，千萬不可購買。
3. 用手觸摸西瓜要有光滑感，用手指輕彈之發出濁音、沉甸甸者為熟瓜。
4. 一手托瓜，一手拍瓜，有類似振動感的較好。

香蕉 Banana

產季 全年皆有，5～8月最佳

性味 味甘，性寒

NG 筋骨受傷者勿食
空腹時不可吃

OK 便祕者可多吃
高血壓、心臟病患者可多吃

適合

1. 潤腸通便，能促進排便順暢，改善便祕，痔瘡出血。
2. 可潤肺止咳，咳嗽無痰的患者可服用。
3. 含鉀量高，可預防高血壓及心臟病。
4. 可降低胃酸，對胃潰瘍有幫助。
5. 可解酒毒。

注意

1. 腎功能不好者，不宜多食，因含鉀量較高；空腹吃香蕉易讓血液中含鎂量遽升，故最好不要空腹食用。
2. 骨折、筋骨扭傷者不宜食用香蕉，因香蕉中磷質含量稍高，容易造成體內鈣質降低，不利骨折的復原。又香蕉經體內代謝後，維生素B1會隨之消耗，造成肌肉無力，易疼痛痙攣，因此傷及筋骨者切勿食用香蕉，以免加重病症。
3. 新鮮的香蕉可軟便，但是烤熟、加熱後的香蕉可改善腹瀉。

每100g所含營養成分

熱量	85 kcal
水分	75.7 g
碳水化合物	22.1 g
膳食纖維	1.6 g
維生素A效力	0.3 RE
維生素C	10.7mg
鉀	368 mg
鈣	5 mg
鐵	0.4 mg

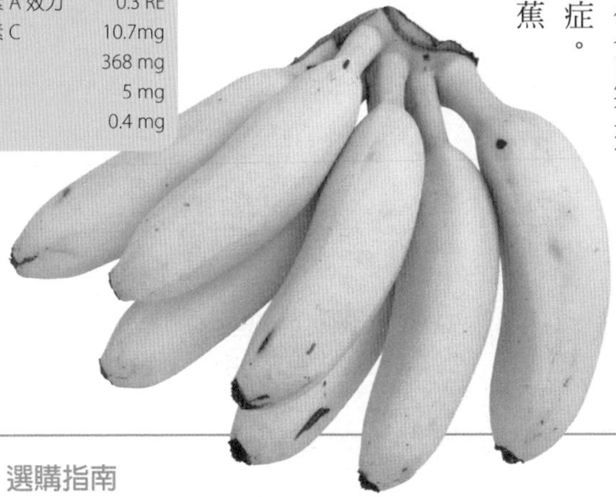

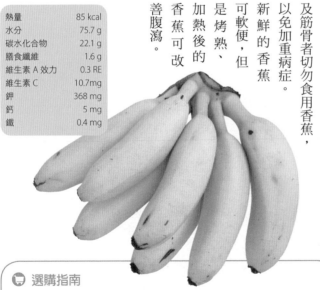

選購指南

1. 果指肥大，果皮外緣稜線較不明顯，果指尾端圓滑者較好。
2. 香蕉有梅花點食味較佳。
3. 選購時留意蕉柄不要泛黑，若有出現枯乾皺縮的現象，表示可能已開始腐壞。
4. 如果果皮稍青、香氣不夠濃郁的話，買回家時可用密封罐存放三天，待 香氣撲鼻，成熟後即可食用。

山竹

Mangosteen

產季 5～8月

性味 味甘酸，性涼

NG 體質虛寒者不宜多食

OK 濃痰者食用可改善心血管疾病患者可多食

適合

1. 可改善熱咳有濃痰，適用於咳嗽時有痰，痰呈白或黃色且很黏稠者。
2. 改善乾嘔，適用於嘔吐而沒有吐出東西者。
3. 含鎂量豐富，改善心血管疾病，防止結石。
4. 解熱降火。

注意

1. 性涼體質虛寒者不宜多吃。
2. 山竹的外皮汁液味澀，剝去外殼時要小心，若汁液沾到果肉，口感會顯得澀澀的，不好吃。

每100g所含營養成分

熱量	69 kcal
水分	80.8 g
碳水化合物	18.1 g
膳食纖維	1.6 g
維生素A效力	5.8 RE
維生素C	2.9 mg
鉀	82 mg
鈣	11 mg
鐵	0.1 mg

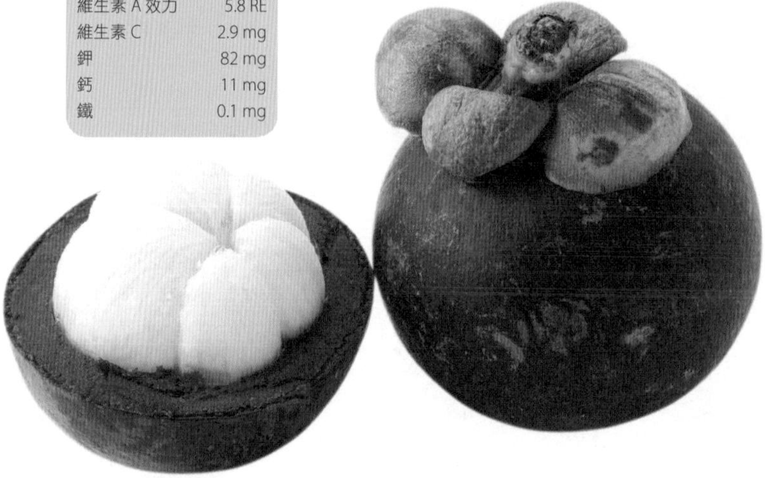

選購指南

外觀果皮呈暗紫紅色，果蒂鮮綠。用力按壓果皮時感到有彈性而不過軟，若感覺軟軟的，表示已成熟可以食用，以剝開山竹見果白厚者較好。

椰子

Coconut

產季　3月～6月

性味　味甘、性涼

NG　椰汁變酸、凝固不宜飲用

OK　易水腫者喝椰子水可消腫

盛暑喝椰子水可降火

適合

1. 椰子水性涼，有止渴、利小便、清涼消暑的作用，可改善煩渴，尿少，浮腫。
2. 椰子肉性平，有補益脾胃，殺腸內寄生蟲，消疳積的作用。

注意

椰肉含熱量較高，食之可耐飢餓，故有「食其肉則不飢」之說。

椰子汁　每100g所含營養成分

熱量	18 kcal
水分	94.5 g
碳水化合物	4.9 g
膳食纖維	0 g
維生素A效力	0 RE
維生素C	1 mg
鉀	214 mg
鈣	18 mg
鐵	0 mg

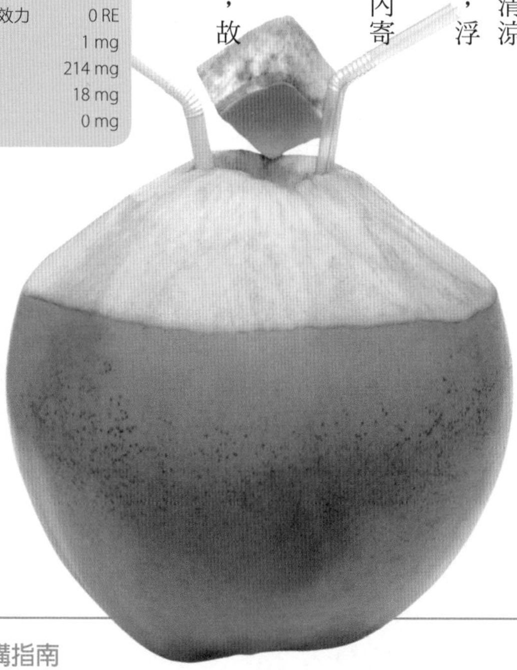

選購指南

1. 椰子放太久，椰子汁會較少，因此不宜選擇果皮已太棕黃色者。可用手輕輕搖動，或用手拍有清晰水聲者較佳。
2. 新鮮椰汁，呈乳白色，汁液濃稠，油脂豐富，香味四溢。變壞的椰汁，有強烈酸味，椰液中成凝固狀，不宜飲用。
3. 市售的椰青已去掉青色外果皮，只留部分果皮，鮮嫩的品種，頂端的三稜稍堅實。假如按下時，有軟軟的感覺，表示果實太熟，食味欠佳。

甜瓜 Melon

香瓜、黃香瓜、美濃瓜、哈密瓜等

產季　6～9月

性味　味甘，性涼

NG　不可與田螺同食

OK　盛夏食用可消暑解熱

適合

消暑解渴，利小便。

注意

1. 甜瓜的瓜蒂，可用於催吐，略帶毒性。
2. 文獻記載甜瓜不可與田螺同食，否則會引起腹脹不適。

每100g所含營養成分

熱量	30 kcal
水分	91.4 g
碳水化合物	7.2 g
膳食纖維	0.6 g
維生素A效力	11.2 RE
維生素C	10.8 mg
鉀	225 mg
鈣	9 mg
鐵	0.3 mg

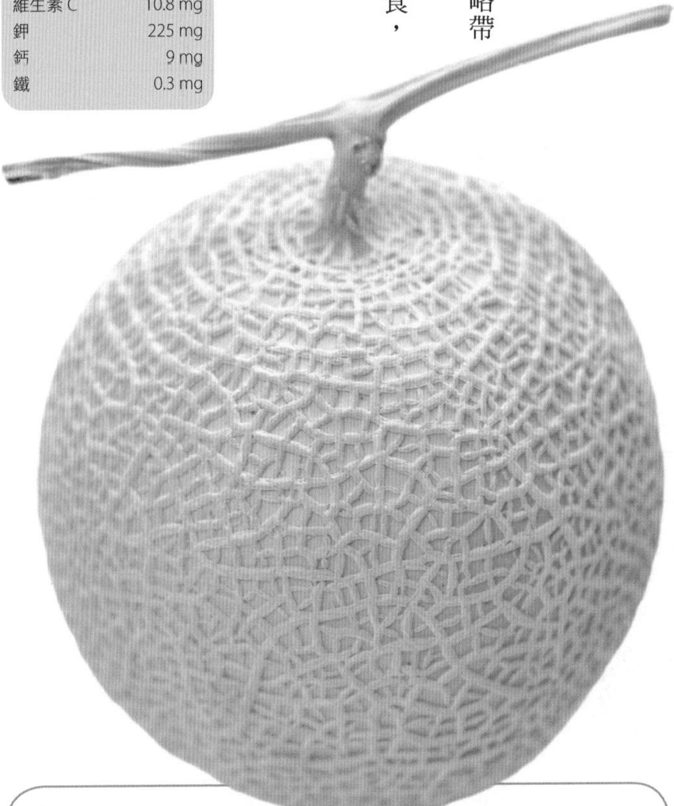

選購指南

1. 完整、亮麗、新鮮，有濃郁香氣。
2. 瓜的臍部大，用手輕壓有微微軟化的感覺；反之若下陷，則代表過熟，容易變質腐壞。
3. 觸摸果皮，有點沾黏的感覺才較好。

榴槤

Durian

產季　3～6月

性味　味甘，性熱

NG

熱量高，肥胖者不宜多食

熱性體質者不宜多食

OK

腹瀉者食用可改善

經痛者食用可改善

適合

1. 滋補強壯，健骨固齒。
2. 寒性體質者服之可活血散寒，改善腹部寒涼及腹瀉。
3. 女性虛寒者可緩解痛經。

注意

1. 富含脂肪、熱量高，肥胖及熱性體質者不宜多食。
2. 高血壓者不宜多吃。
3. 飲酒前或飲酒後不宜吃榴槤，以免引起腸胃不適及酒醉。這是因為榴槤含有硫的化合物，使乙醛脫氫酶活性降低70％以上，讓酒精無法被代謝。

每100g所含營養成分

熱量	136 kcal
水分	63.3 g
碳水化合物	31.6 g
膳食纖維	3.8 g
維生素A效力	1.7 RE
維生素C	52.2 mg
鉀	440 mg
鈣	5 mg
鐵	0.2 mg

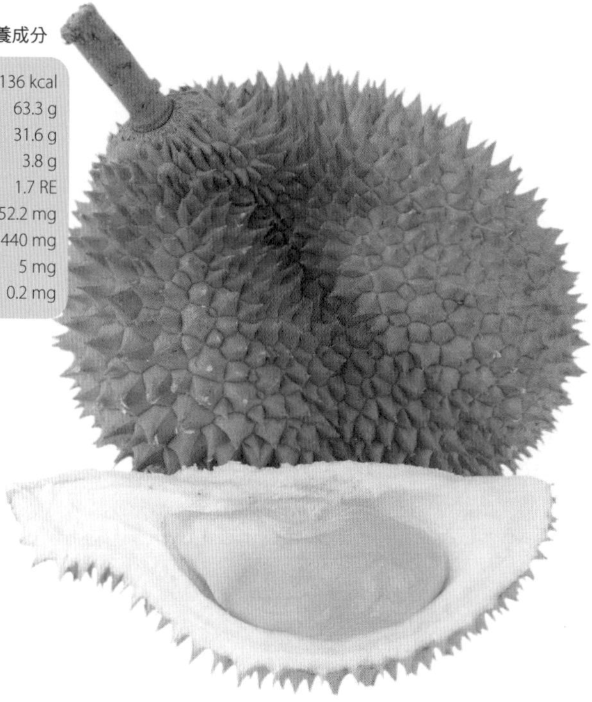

選購指南

1. 外形完整、果皮色呈深褐色，氣味濃烈者較好。
2. 較綠者則還不宜食用。

桃子

Peach

水蜜桃、甜桃等

產季 4～8月

性味 味甘而酸，性溫。

NG 火氣大者不宜多食

OK 缺鐵性貧血者可多吃 身體虛弱者可多吃

適合

1. 生津止渴、助排便，改善腸躁便祕。
2. 活血、益氣，改善身體虛弱。
3. 含鐵量豐富，防治缺鐵性貧血。

注意

1. 據文獻記載，桃子不可與鱉同食，否則會引起胃痛。
2. 性溫，火氣大的人不可多吃，多食令人生熱。
3. 食用桃子時要留意果皮上的茸毛，可將皮上茸毛輕輕刷洗乾淨，或者撕去桃皮，只吃果肉，因為茸毛會刺激喉部，引起咳嗽。

每100g所含營養成分

熱量	39 kcal
水分	88.8 g
碳水化合物	9.7 g
膳食纖維	1.7 g
維生素A效力	13.1 RE
維生素C	6.6 mg
鉀	205 mg
鈣	5 mg
鐵	0.2 mg

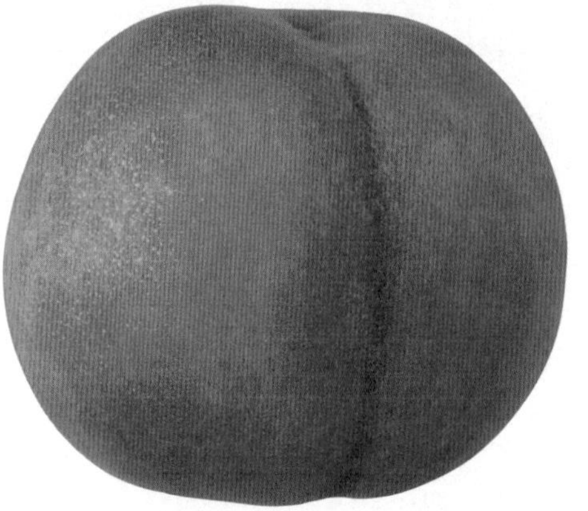

選購指南

果頰圓碩飽滿，縫合線雙邊果肉平整對稱的較好。

溫性水果

荔枝

Lychee

產季　5月～8月

性味　味甘而酸，性溫

NG

燥熱體質者

不宜多食

小孩不宜過量

OK

神經衰弱者

適合食用

適合

1. 健脾止瀉
2. 養肝補血，改善神經衰弱，病後體虛的人適合食用。
3. 益胃縮小便，改善小兒尿床。

注意

1. 因荔枝屬溫熱性水果，吃多了易上火，體質較熱的人不可多吃，空腹也不可吃太多。
2. 荔枝可促進血液循環、補血，但燥熱體質者不宜多食。
3. 荔枝攝食過多，會出現噁心、四肢無力、頭暈的現象，俗稱「荔枝病」。這是因為荔枝裡面豐富的果糖進入人體後，需要依賴肝臟中的轉化酶進行轉化成為葡萄糖，若一次大量攝取轉化不及，就易得荔枝病。荔枝病可用荔枝殼煮水飲用來緩解。
4. 小孩子不可吃太多荔枝，因為小孩的轉化酶較少。

每100g所含營養成分

熱量	65 kcal
水分	81.8 g
碳水化合物	16.5 g
膳食纖維	0.8 g
維生素A效力	0 RE
維生素C	52.3 mg
鉀	185 mg
鈣	4 mg
鐵	0.1 mg

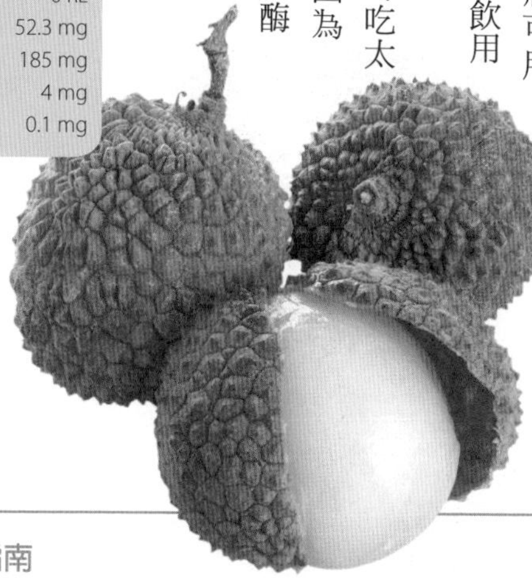

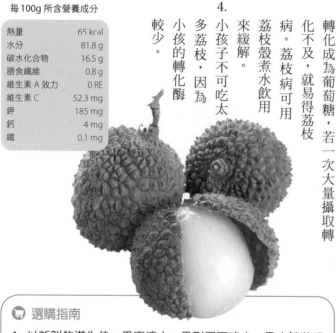

選購指南

1. 以新鮮飽滿為佳，果實適中，果形圓而略尖，果皮鱗狀明顯易見，並具有刺手感覺更佳。
2. 新鮮的荔枝附有枝葉，可於選購時稍加留意，果皮如變瘀紅色或呈咖啡色，觸摸時有脆硬感，代表採下已有一段時日，較不宜購買。

紅棗 Chinese jujube

大棗

產季 7月～8月

性味 味甘，性溫

NG

忌與大蒜、洋蔥同食

火氣大不宜多食

OK

高膽固醇者適合食用

手腳冰冷者可多食

適合

1. 健胃消食、生津止渴、治牙齦出血。預防高血壓。
2. 富含維他命C，對口角炎有幫助。

注意

1. 黑棗的功用與紅棗相似，但黑棗較滋補，蛀牙和牙齒疼痛者禁食。
2. 大棗（紅棗、黑棗）不可與洋蔥、大蒜同食，否則會發生頭部不適的現象。
3. 火氣大，體內有熱的人不宜多食。
4. 紅棗含糖量較高，不適合糖尿病的人食用。

紅棗 每100g所含營養成分

熱量	227 kcal
水分	35.8 g
碳水化合物	59.5 g
膳食纖維	7.7 g
維生素A效力	0 RE
維生素C	1 mg
鉀	597mg
鈣	50 mg
鐵	1.7 mg

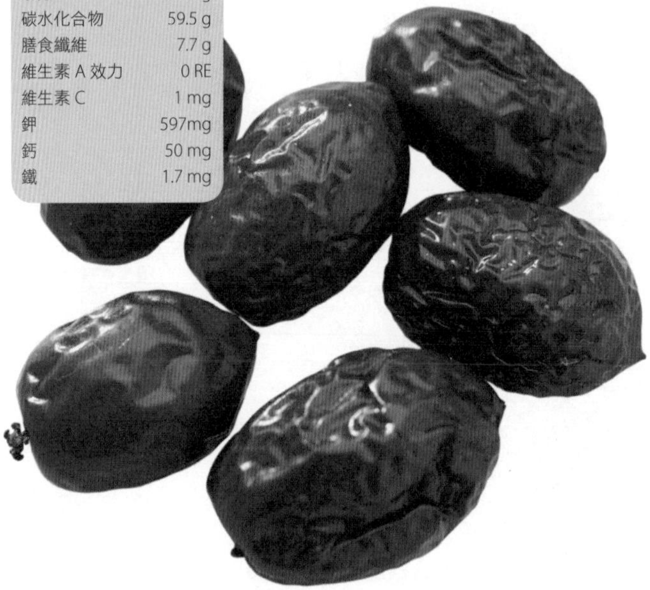

選購指南

皮薄皺紋少而淺，果形完整核小者為宜。

龍眼

Longan

桂圓

產季　7月～8月

性味　味甘，性微溫

NG

易便祕不宜多食

火氣大不宜多食

OK

失眠、健忘者宜食用

產後血虛者可食用

適合

1. 能增強記憶力，消除疲勞。
2. 思慮過度引起的健忘、失眠、驚悸、心悸可食之。
3. 產後血虛可食。
4. 本草綱目中記載：「久服強魂聰明，輕身不老」故可延年益壽。

注意

1. 有火氣的人不可吃太多。
2. 民間流傳孕婦常吃龍眼，小寶寶會有炯炯有神的大眼，但如孕婦容易口渴、便祕，則不宜多食。
3. 桂圓富含鐵質，能改善貧血引起的面容憔悴，但其性甘溫，常服用會造成濕熱痰滯、胸悶不寬等現象，須留意。

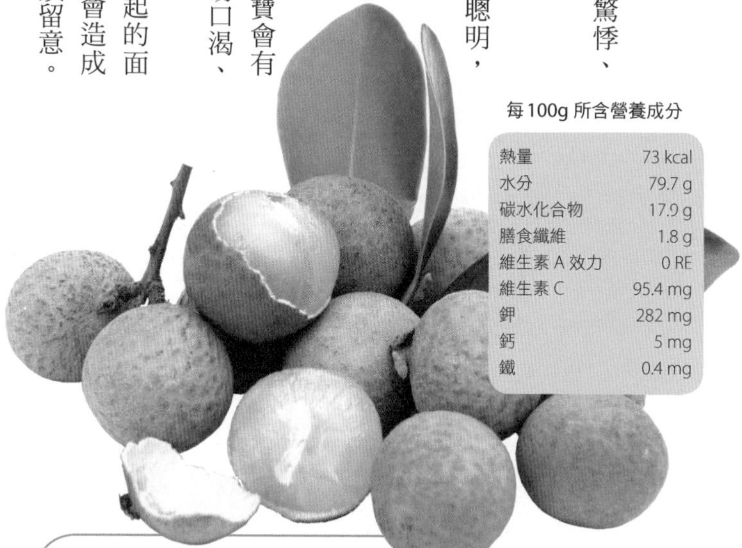

每100g 所含營養成分

熱量	73 kcal
水分	79.7 g
碳水化合物	17.9 g
膳食纖維	1.8 g
維生素 A 效力	0 RE
維生素 C	95.4 mg
鉀	282 mg
鈣	5 mg
鐵	0.4 mg

選購指南

1. 新鮮、果皮還沒變黑，枝較少，黑粒多且飽滿，不宜選太大顆的。
2. 果肉厚、果核小為優先選擇，剝開時果肉透明而無汁液溢出、無一層薄膜包裹、剝開時果肉乾淨俐落的較好。
3. 龍眼果蒂部位不宜沾水，否則易變壞，凡用水沖洗過的龍眼均不能久存。

龍眼乾　每100g 所含營養成分

熱量	277 kcal
水分	18.2 g
碳水化合物	70.7 g
膳食纖維	2.9 g
維生素 A 效力	0 RE
維生素 C	0.2 mg
鉀	1235 mg
鈣	72 mg
鐵	1.5 mg

鳳梨

Pineapple

波蘿

產季 全年皆有，4～6月最佳

性味 味甘微酸而澀，性平

NG 肝病不宜食用
空腹時不宜食用

OK 食用可增加對蛋白質食物的消化吸收

適合

1. 健胃消食，含蛋白酶，可幫助人體對蛋白質食物的消化與吸收。
2. 解暑除煩、生津止渴。

注意

1. 含生物會刺激口腔黏膜，使口腔發癢。
2. 由於菠蘿蛋白酶能溶解纖維蛋白和酪蛋白，故患消化道潰瘍、嚴重肝或腎疾病或血液凝固功能不全者，應少食或不食，以避免病情加重，正常食用者也應注意勿空腹暴食。

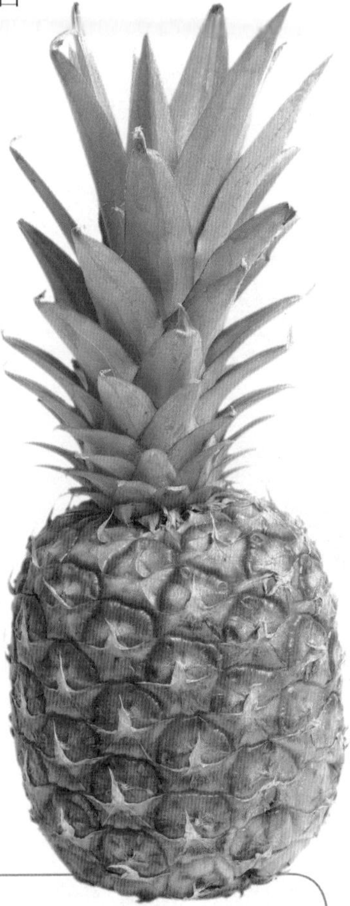

每100g所含營養成分

熱量	53 kcal
水分	85.2 g
碳水化合物	13.6 g
膳食纖維	1.1 g
維生素A效力	2.9 RE
維生素C	12 mg
鉀	162 mg
鈣	10 mg
鐵	0.3 mg

選購指南

1. 應挑基部有一半成金黃色暈，尾段尚呈淺綠色的果粒，並有沉重感、鱗目突顯、色澤醒目者為宜。產季末，則挑基部有 1/3 金黃色暈者即可，太熟會有酒餿味。
2. 鳳梨最好選擇有葉苗的，這樣可以保持較長的鮮度。新鮮而成熟的菠蘿，綠色中帶橙黃，突起的「菠蘿釘」沒有磨損跡象，濃郁的香氣會由果柄揮發出來。

芒果

Mango

土芒果、愛文芒果、金煌芒果等

產季　5～9月

性味　味甘而微酸，性平

NG

皮膚敏感者不宜食用

不可與大蒜同食

OK

易暈車者食用

可止暈止吐

適合

1. 生津止渴、利小便。
2. 能止暈止吐，會暈車暈船的人，可於行前吃一點芒果。
3. 芒果實際上是平性的水果，吃多了不會上火，相反的，還可以止口渴、咽喉乾燥，舉凡聲音沙啞、小便不利者也適合食用，千萬不要被它熱帶水果之王的名稱給誤導了。

注意

1. 飽餐後不宜食用大量芒果，皮膚敏感或有皮膚病的人也不宜食用，因為芒果在中醫來講屬濕毒之品。
2. 芒果不可和大蒜等辛辣物同食，否則皮膚容易過敏。這是因為芒果含過敏成分：單烴基苯、二烴基苯、醛酸。

愛文芒果

每100g所含營養成分

熱量	42 kcal
水分	88.2 g
碳水化合物	11 g
膳食纖維	0.9 g
維生素A效力	192.1 RE
維生素C	23.5 mg
鉀	106 mg
鈣	6 mg
鐵	0.1 mg

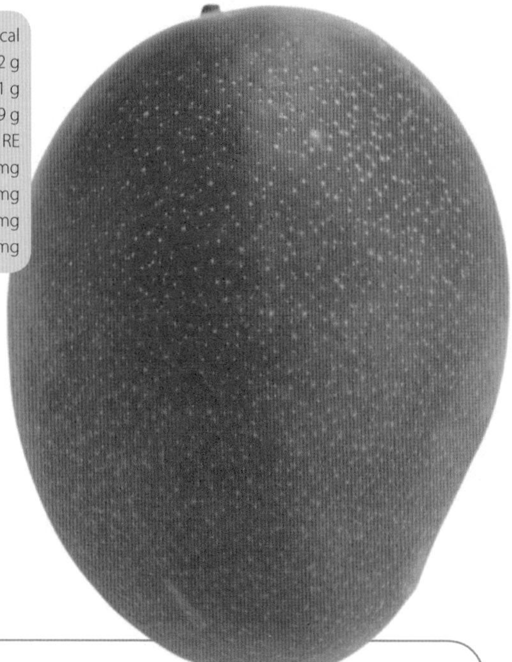

選購指南

1. 果形完整、豐滿、新鮮、有彈性。表皮光滑無黑點，觸摸時有肉質感，香味濃郁，果蒂周圍無黑斑。
2. 成熟的果實，表皮會有一些帶黏性的樹脂，呈咖啡色。

葡萄

Grape

產季 6～8月、10～12月

性味 味甘而酸，性平

NG 忌過量食用，易上火

OK 宜孕婦安胎食用，食用可改善浮腫

適合

1. 生津補氣血，改善神疲乏力。
2. 有益於孕婦，可補氣血、安胎，改善頭暈身體無力。
3. 利小便，改善浮腫。
4. 滋養肝腎之陰，改善腰腿痠軟無力，風濕性痠痛。

注意

1. 不可一次攝食過量，否則易使人煩躁，即所謂的「多食生內熱」。若食用正常量是不會上火的。
2. 葡萄可加工成葡萄酒、葡萄汁、葡萄乾，可補益身體，但不宜過量食用。

巨峰葡萄 每100g所含營養成分

熱量	64 kcal
水分	82.4 g
碳水化合物	16.6 g
膳食纖維	0.2 g
維生素 A 效力	0.5 RE
維生素 C	2.2 mg
鉀	122 mg
鈣	5 mg
鐵	0.1 mg

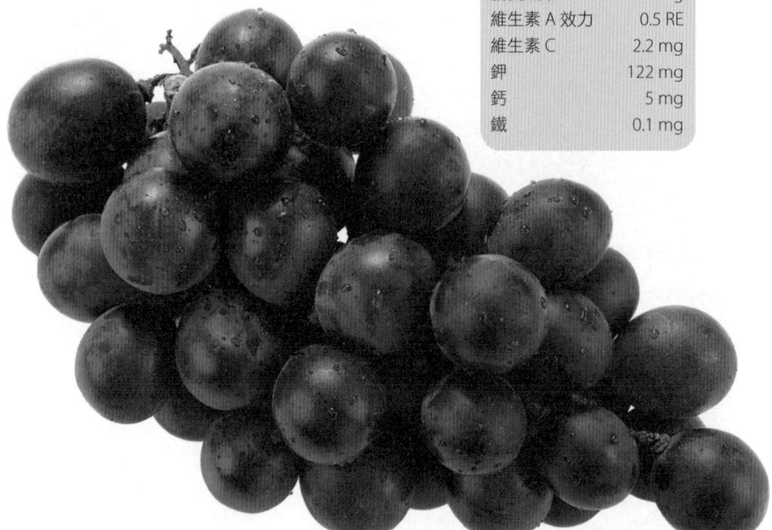

選購指南

1. 果粒碩大、堅實、富彈性，整串成紫黑色、無脫粒且果皮表面有果粉者較好。
2. 葡萄以結實、排列稍有空隙的為佳，不須一整串緊密。
3. 葡萄有紅、白、紫多種顏色，新鮮者皆佳。

常見40種水果
營養圖鑑百科

秋季水果
8～10月

寒涼性水果
柚子、柿子、梨子、火龍果

平性水果
百香果、檸檬、酪梨、木瓜、蘋果

柚子 Shaddocks

文旦、葡萄柚等

產季　9月～10月

性味　味甘而酸，性寒

NG　不可與藥物同食

OK　孕婦害喜可食　高血糖者可吃

適合

1. 消食和胃（幫助消化）、理氣化痰。
2. 解酒毒、降血糖。
3. 柚子可去除腸胃中惡氣，所以可以改善孕婦害喜不思飲食、口淡的症狀。

注意

1. 柚子性寒，脾胃虛寒者慎食，以免肚子不舒服。它具有軟便的作用，且排便時會有柚子的味道。
2. 柚子性寒，因此感冒有痰者不宜多食。
3. 葡萄柚不可與某些藥物同食，包括心絞痛藥、高血壓藥、降血脂藥、鎮靜劑、抗組織胺等藥物，否則會使藥物血中濃度上升造成危險，最好能相隔2小時服用才安全。這是因為葡萄柚含芙喃香豆素 (furanocoumarin) 會影響肝臟代謝酵素 P450 系統，使代謝速度變慢。

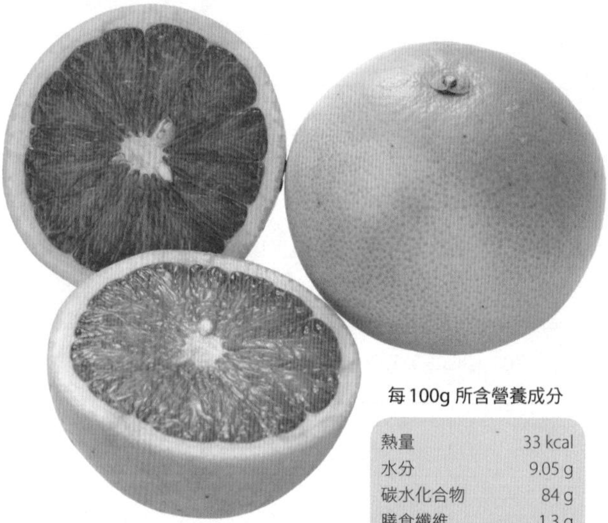

每100g所含營養成分

熱量	33 kcal
水分	9.05 g
碳水化合物	84 g
膳食纖維	1.3 g
維生素 A 效力	0 RE
維生素 C	51.1 mg
鉀	132 mg
鈣	9 mg
鐵	0.2 mg

選購指南

果皮較薄，質沉重的水分較足，果肉較軟而汁多，味稍甜，果核少才是良品。

柿子

Persimmon

產季　7～9月

性味　味甘而澀，性寒

NG

空腹不可吃

吃地瓜時不可吃

OK

久咳不癒者可吃

高血壓者可吃

適合

1. 潤肺止咳、化痰、清熱生津、降血壓。
2. 柿霜能補虛勞不足、生津、潤聲喉、治久咳。

注意

1. 不能空腹食用，柿子含較多的單寧酸，易使消化道痙攣而腹痛及消化不良。
2. 性寒，婦人坐月子時以及脾胃虛寒者不能食用。
3. 缺鐵性貧血患者不宜食，柿子含單寧酸，會與鐵相互結合，阻礙鐵的吸收。
4. 食用未成熟或未去皮的柿子，容易和胃酸結合成不易溶解的硬塊，稱之為「柿石」。
5. 柿子不可和海鮮同食，柿子的單寧酸和高鈣的海鮮容易和胃酸結合成不易溶解的硬塊。
6. 柿子不宜與地瓜同食，地瓜富含澱粉使胃酸升高，亦會和柿子的單寧酸結合成不易溶解的硬塊。

每 100g 所含營養成分

熱量	57 kcal
水分	84 g
碳水化合物	15.2 g
膳食纖維	1.2 g
維生素 A 效力	63.9 RE
維生素 C	44.8 mg
鉀	131 mg
鈣	8 mg
鐵	0.4 mg

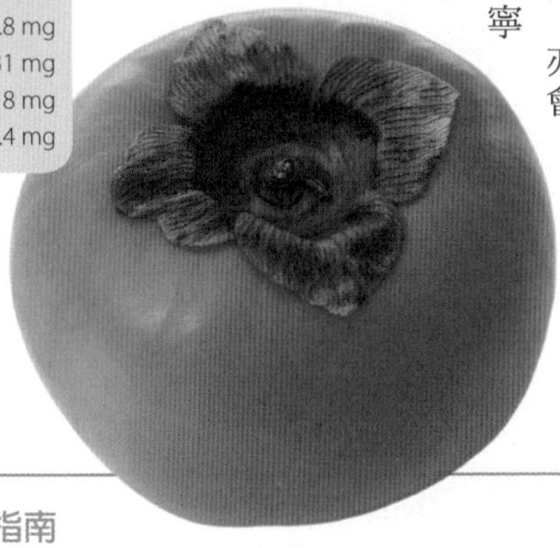

選購指南

1. 大顆且果實完整，顏色達到成熟時應有的色澤，無損傷的較好。
2. 甜柿：果實較小，為軟柿，俗稱紅柿。
3. 澀柿：果實較大，為硬柿，俗稱脆柿。
4. 柿餅：將柿子乾燥後製成的柿餅。
5. 柿霜：柿餅表面白色的粉狀結晶。柿霜可入藥，本草綱目記載：「柿霜性涼，可止咳、化痰、潤肺。」

梨子

Pear

產季　6月~9月

性味　味甘而微酸，性涼

NG　哺乳產婦不宜多食

OK　高血壓者可食用　久咳者宜食用蒸梨

適合

1. 生津止渴，清熱降火。
2. 保肝、助消化、促進食慾。
3. 降血壓，改善高血壓引起的頭暈目眩。
4. 止咳化痰潤肺。
5. 解酒毒。

注意

1. 肺寒咳嗽時痰是清稀的，不可以吃梨子。吃梨子的時機是久咳或熱咳，梨子可蒸熟來吃。
2. 哺乳的產婦不宜多食，多食會太冷。
3. 梨子多食會傷脾胃，適量食用才可助脾胃。

每100g所含營養成分

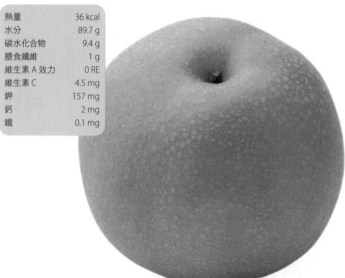

熱量	36 kcal
水分	89.7 g
碳水化合物	9.4 g
膳食纖維	1 g
維生素A效力	0 RE
維生素C	4.5 mg
鉀	157 mg
鈣	2 mg
鐵	0.1 mg

選購指南

果形勻稱，以有重量、硬度感的為宜，表面有深褐色或黑色現象者不宜購買。

火龍果

Pitaya

產季 6月～11月

性味 味甘，性涼

NG

婦女經期不宜食用

腹瀉者不宜多食

OK

痔瘡者適合食用

適合

1. 生津止渴、清熱涼血、通便利尿。
2. 有利於改善便祕、痔瘡。

注意

1. 性涼，婦女月經來時不宜食用。
2. 易腹瀉者不宜多吃。

每100g 所含營養成分

熱量	51 kcal
水分	85.7 g
碳水化合物	12.4 g
膳食纖維	1.7 g
維生素 A 效力	0.1 RE
維生素 C	5.3 mg
鉀	226 mg
鈣	4 mg
鐵	0.4 mg

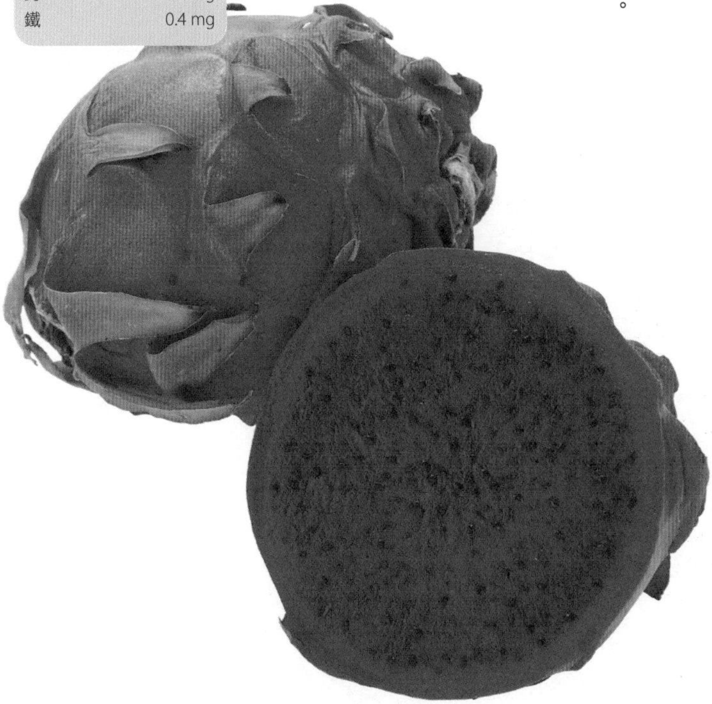

選購指南

外皮薄而軟、沒有傷痕，果粒大且色澤鮮紅亮麗者為佳。

百香果

Passion fruit

產季 5～10月

性味 味甘酸，性平

NG 不可加熱食用
腎功能異常不宜食用

OK 可除油膩助消化
皮膚乾燥者宜食用

適合

1. 生津潤燥，改善皮膚乾燥及口角炎。
2. 清腸開胃，除油膩、幫助消化。
3. 安神補血。
4. 改善便祕。

注意

1. 因其味酸，胃酸過多者不宜多吃。
2. 含鉀高，腎功能異常及尿毒病患不宜食用。
3. 含β胡蘿蔔素，食用過量，易使色素沉澱，造成皮膚變黃。
4. 百香果不適合加水燉煮，因其遇熱會變味。

每100g所含營養成分

熱量	66 kcal
水分	84 g
碳水化合物	10.7 g
膳食纖維	5.3 g
維生素A效力	161.7 RE
維生素C	32 mg
鉀	200 mg
鈣	5 mg
鐵	0.7 mg

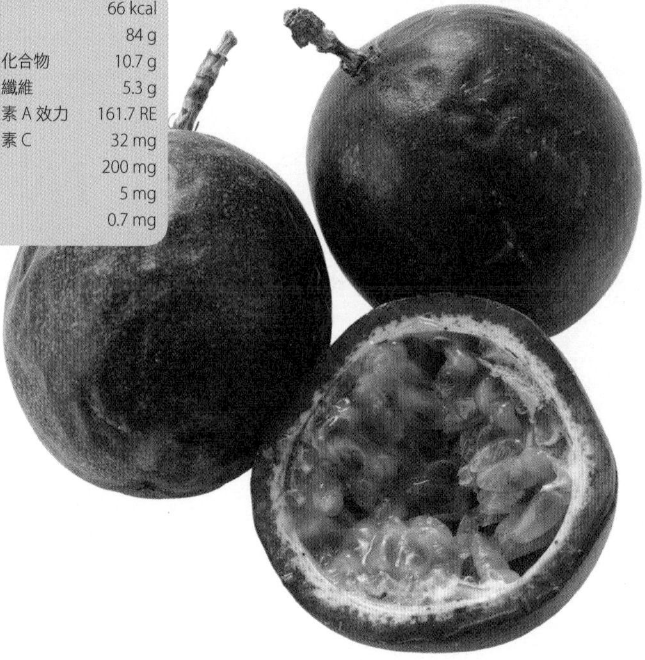

選購指南

百香果成熟時果皮呈紫紅色，果粒大、重量夠、果形飽滿，果皮光滑並稍具皺紋且有濃郁香氣者較好。

檸檬

Lemon

產季　全年皆有，6～10月最佳

性味　味酸，性平

NG

胃潰瘍患者不宜食用

OK

高血脂者宜食用

孕婦害喜安胎宜食用

適合

1. 增加胃腸蠕動，有助消化吸收。
2. 降低血脂、消炎作用。
3. 利水消腫，防治泌尿系統結石。
4. 孕婦嘔吐、食慾不振可食用，亦可安胎，故有「宜母子」之稱。
5. 生津止渴，改善暑熱煩渴。
6. 檸檬是潔膚美容水果。

注意

胃潰瘍、十二指腸潰瘍的患者，食後常感不適，因此潰瘍及胃酸較多者並不適合食用檸檬。

每100g所含營養成分

熱量	33 kcal
水分	91 g
碳水化合物	7.3 g
膳食纖維	1.2 g
維生素A效力	0 RE
維生素C	34 mg
鉀	150 mg
鈣	26 mg
鐵	0.2 mg

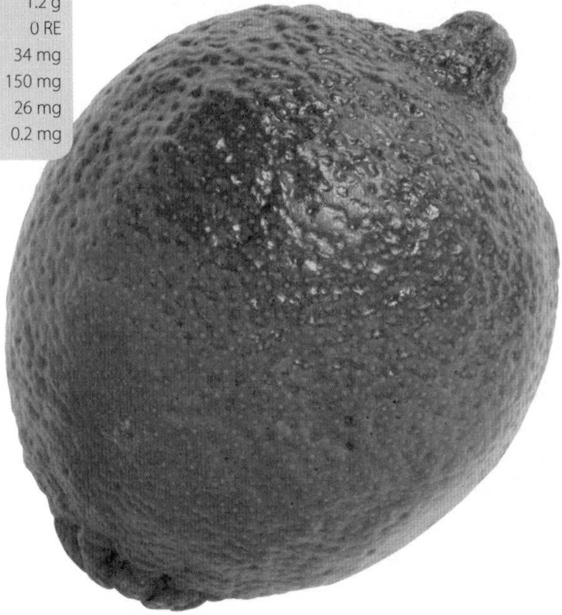

選購指南

1. 大小皆可、果形完整，以無斑點而有濃郁芬芳氣味、外形光滑好看、色澤鮮明且果皮柔軟者為宜。
2. 果皮粗糙及外皮較硬者，代表果皮太厚比較不好。

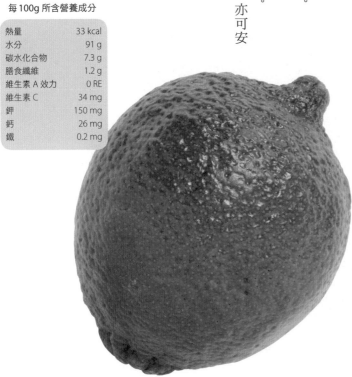

酪梨

Avocado

產季　7～9月

性味　味甘淡，性平偏溫

NG

易腹瀉者禁食

膽囊切除者不宜食

OK

女性食用十分滋補

糖尿病患者可食

適合

1. 含油脂，可通便。
2. 不甜，熱量適中，糖尿病患者可食。
3. 含植物性蛋白質，能刺激荷爾蒙分泌，可作為女性的滋補物。

注意

因含油脂，腹瀉及膽囊切除者不宜食用。

每100g 所含營養成分

熱量	60 kcal
水分	86.1 g
碳水化合物	7.9 g
膳食纖維	3.8 g
維生素 A 效力	42.5 RE
維生素 C	9.9 mg
鉀	251 mg
鈣	6 mg
鐵	0.3 mg

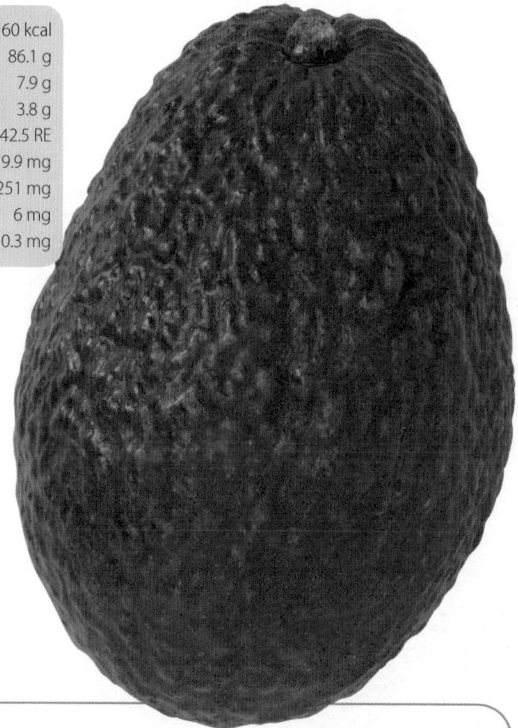

選購指南

1. 紫色外皮者適合打汁飲用，成熟後呈紫黑色。
2. 綠皮者適合生食，成熟後呈黃綠色。
3. 挑選果粒大、外型飽滿、果皮光亮，且具重量感者較好。

平性水果

木瓜

Papaya

產季　全年，9～10月最佳

性味　味甘微寒、性平

NG　易腹瀉者不宜多食

OK　氣喘性咳嗽宜食用　食用可助消化

適合

1. 助消化。
2. 消暑解渴。
3. 潤肺止咳，對感冒咳嗽、氣喘性咳嗽及肺燥咳嗽有幫助。

注意

腸胃虛寒，經常腹瀉者不宜多食。

每100g所含營養成分

熱量	38 kcal
水分	89.1 g
碳水化合物	9.9 g
膳食纖維	1.4 g
維生素A效力	66.5 RE
維生素C	58.3 mg
鉀	186 mg
鈣	23 mg
鐵	0.3 mg

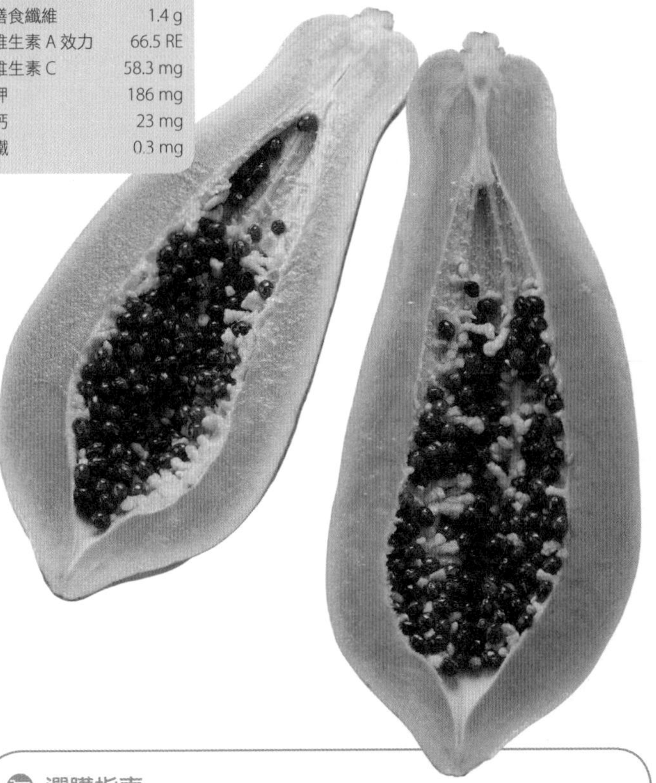

選購指南

長橢圓形，尾端呈黃色，果柄外呈綠色中帶黃色，果皮光滑潔淨、無壓壞腐爛、果蒂新鮮、氣味芳香，有重量感為佳。

蘋果

Apple

產季　9月～12月

性味　味甘而酸，性平

NG

多食易腹脹

OK

高血壓患者宜食

便祕者宜空腹食用

高膽固醇者宜食

適合

1. 健脾開胃、生津止渴，清暑熱，除心煩。
2. 因含鞣酸、有機酸的收斂作用，能治腹瀉。所含蘋果酸可刺激胃液分泌，幫助消化。
3. 若空腹吃，其纖維具有通便的效果。
4. 蘋果中所含的膳食纖維及果膠，有益於腸道健康。
5. 蘋果含有大腦所必需的營養素，故又稱「智慧果」。
6. 實驗顯示能降低膽固醇。
7. 可增加膽汁分泌，避免膽結石的形成。
8. 高血壓患者的輔助良果。
9. 果糖含量高，營養價值高。

注意

文獻記載：「多食令人臚脹」，臚脹即腹脹。

每100g 所含營養成分

熱量	51 kcal
水分	85.6 g
碳水化合物	13.9 g
膳食纖維	1.3 g
維生素 A 效力	1.2 RE
維生素 C	2.9 mg
鉀	114 mg
鈣	4 mg
鐵	0.1 mg

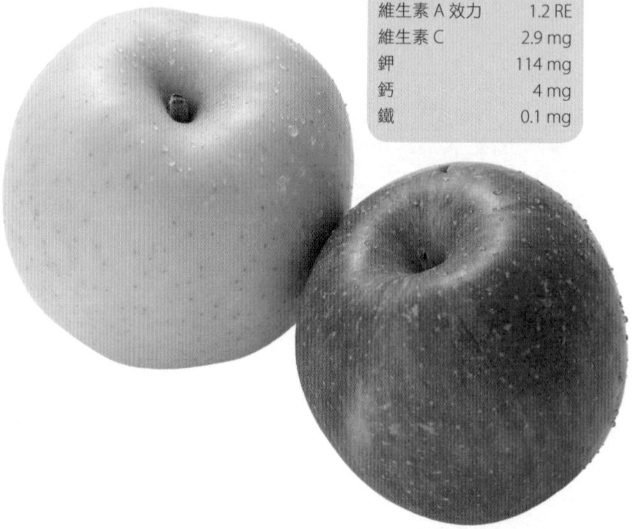

選購指南

果面無黑斑，臍部寬大成熟，有硬度感，用食指彈之發生清脆聲響者為宜。

常見40種水果
營養圖鑑百科

冬季水果
11～1月

寒涼性水果

甘蔗、橘子、草莓

溫熱性水果

釋迦、石榴、棗子、櫻桃

平性水果

番石榴、金橘、柳橙

甘蔗

Sugarcane

產季 10～12月

性味 味甘，性寒

NG

空腹時忌食用

OK

反胃嘔吐宜食用

脾胃不好可食用

熱甘蔗汁

適合

1. 解熱生津、潤燥滋養。
2. 利小便、通大便。
3. 滋養肺胃，降胃氣，改善反胃嘔吐。

注意

1. 甘蔗剖面發黃、味酸，有霉味和酒糟味時不宜食用，易引起中毒；此外，空腹也不宜食用甘蔗，易發生「高滲性昏迷」。
2. 生甘蔗汁能解清熱、助消化、解酒，但脾胃虛寒者不宜飲用，因其較為甘寒。但甘蔗汁煮熟之後，其性轉溫，具有滋養保健之功效，有利於脾臟的運作。

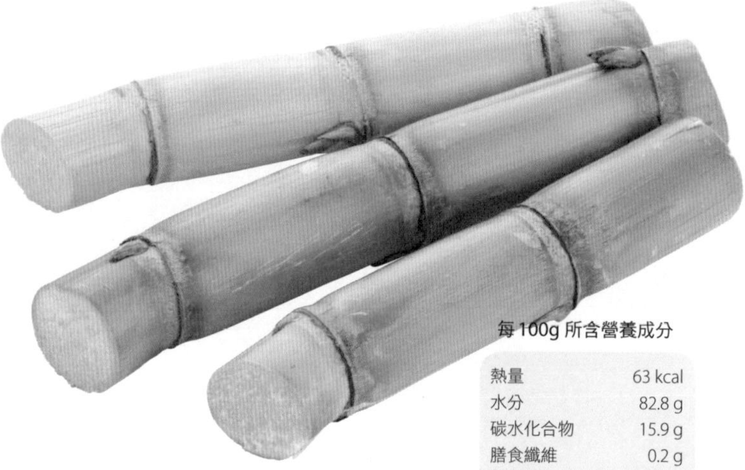

每100g所含營養成分

熱量	63 kcal
水分	82.8 g
碳水化合物	15.9 g
膳食纖維	0.2 g
維生素A效力	2.4 RE
維生素C	1.3 mg
鉀	22 mg
鈣	23 mg
鐵	0.6 mg

選購指南

竿直且節疏密適度者為佳。

橘子

Tangerine

產季　11月～2月

性味　甘而酸，性涼

NG

忌與白蘿蔔或牛奶同食

風寒感冒咳嗽者不可吃

OK

乳腺炎患者可喝橘子葉茶

適合

1. 生津止渴。
2. 潤肺化痰，可化痰順氣，改善咳痰。
3. 可利尿，改善小便不利。
4. 橘子葉煎茶飲用可改善乳腺炎。

注意

1. 橘子可化痰，但若是因感冒受風寒而引起的咳嗽，禁止食用橘子；空腹也不宜吃橘子，因為會刺激胃黏膜。
2. 橘子含有豐富的胡蘿蔔素，連續大量食用會使皮膚變黃。
3. 吃橘子時禁止與白蘿蔔或牛奶一同進食，因蘿蔔食後，會在人體產生硫酸鹽，經代謝之後更會製造出抑制甲狀腺作用的物質，而橘子中所含的類黃酮物質與此物質一起作用後，容易導致甲狀腺腫大。又橘子所含的成分會使牛奶凝固，影響胃的消化吸收，因此不宜在進食白蘿蔔或牛奶後，立刻食用橘子，以免造成不適。

每100g所含營養成分

熱量	40 kcal
水分	88.7 g
碳水化合物	10 g
膳食纖維	1.5 g
維生素A效力	57.1 RE
維生素C	25.5 mg
鉀	74 mg
鈣	21 mg
鐵	0.3mg

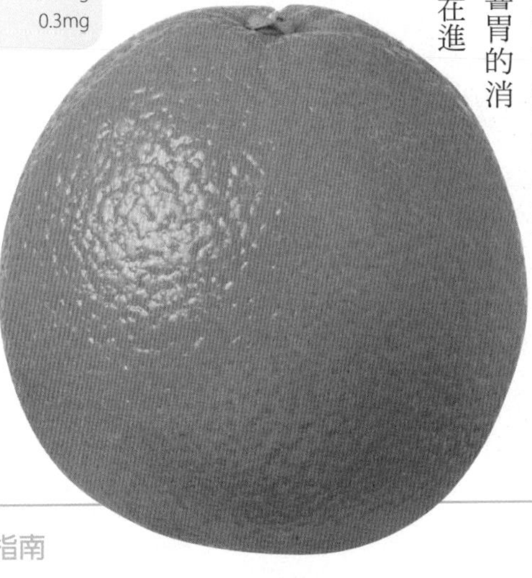

選購指南

1. 果實圓大、飽滿，有彈性。感覺有重量的，水分甜度才夠。
2. 橘子種類繁多，其中以柑橘外皮最難剝。

草莓
Strawberry

產季　12～3月

性味　味甘而酸，性涼

NG
有結石者不宜多食

OK
酒醉不適時可食用
食慾不振時可食
可改善月經失調

適合

1. 含有胺類物質，對治療白血病、再生障礙貧血等血液病有輔助治療作用。
2. 潤肺生津，肺燥乾咳者可食用。
3. 可健胃，改善食慾不振、消化不良。
4. 神疲面黃者可吃。亦可改善月經失調。
5. 含維生素C，改善牙齦出血、口腔炎、咽喉疼痛。
6. 酒醉不適可食用。
7. 防治動脈硬化、冠心病。

注意

1. 草莓果肉嬌嫩不易久存，要及早食用。另外，果肉外無果皮包裹，較易沾染病菌和污物。
2. 草莓含草酸鈣較多，有結石的人不宜多食。

每100g所含營養成分

熱量	39 kcal
水分	89 g
碳水化合物	9.3 g
膳食纖維	1.8 g
維生素A效力	2.5 RE
維生素C	69.2 mg
鉀	199 mg
鈣	16 mg
鐵	0.3 mg

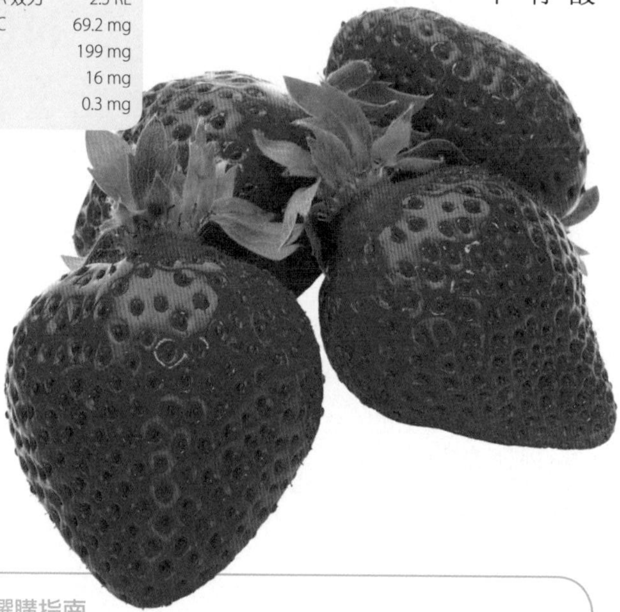

選購指南

果實碩大而硬，外表鮮紅光亮、富有光澤、無碰傷的較好。

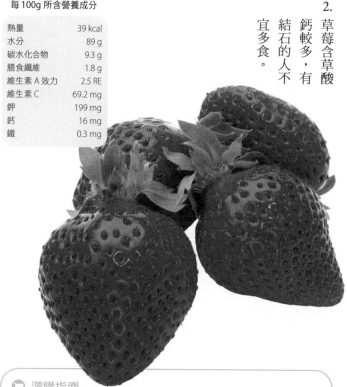

釋迦

Sugar apple

產季　8～3月

性味　味甘，性溫

NG

糖尿病患者不宜多食

OK

消瘦者可常吃增胖食用可增強免疫力

適合

1. 補中益氣，但熱量高。
2. 止腹瀉。
3. 維他命C豐富，可強壯筋骨，提升免疫力。
4. 清喉潤肺。
5. 消瘦者，可常吃釋迦以增胖。

注意

因其糖分高，糖尿病患者及肥胖者不宜多吃。

每100g所含營養成分

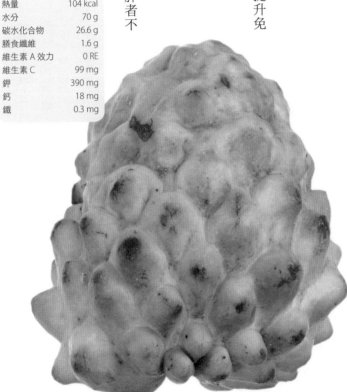

熱量	104 kcal
水分	70 g
碳水化合物	26.6 g
膳食纖維	1.6 g
維生素A效力	0 RE
維生素C	99 mg
鉀	390 mg
鈣	18 mg
鐵	0.3 mg

選購指南

選擇果形完整，果實鱗溝呈乳白色，果鱗綠中透白帶有果粉，無黑點者較好。

石榴
Pomegranate

產季 9月~2月

性味 味甘酸澀、性溫

NG 便祕者忌多食
牙齒不好忌多食

OK 可預防心血管疾病

適合
1. 生津止渴，改善口渴煩熱。
2. 抑菌止瀉，可改善腹瀉久痢。
3. 有抗氧化作用，可預防心血管疾病。

注意
1. 吃多了會損傷肺氣。
2. 石榴有收斂止瀉的作用，所以便祕的人不可多食。
3. 由於味道酸澀，吃多了會損傷牙齒。

每100g 所含營養成分

熱量	67 kcal
水分	80.7 g
碳水化合物	16.8 g
膳食纖維	1.6 g
維生素 A 效力	1.3 RE
維生素 C	15 mg
鉀	200 mg
鈣	15 mg
鐵	0.4 mg

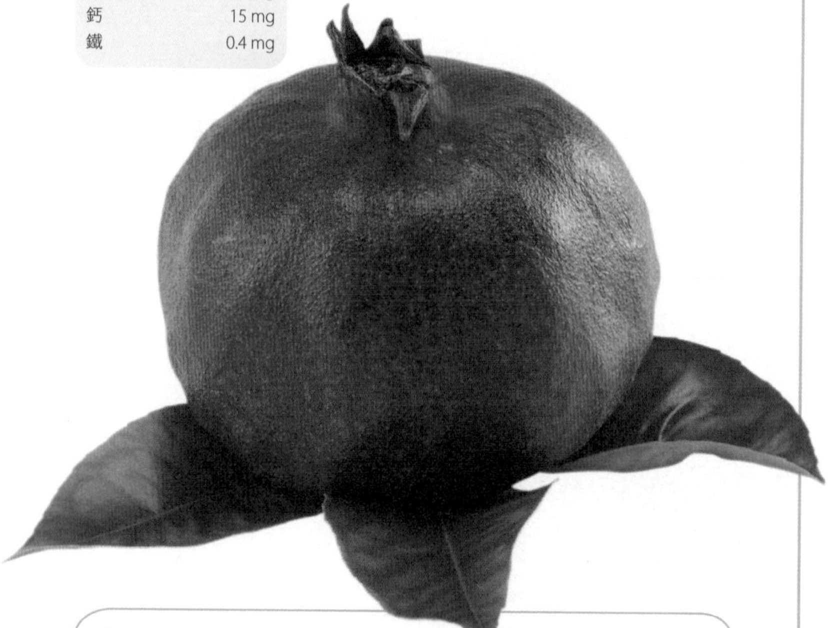

選購指南
1. 表皮光亮飽滿，放在手心有沉重感的表示水分較足較好。若表皮有一塊塊的黃黑色斑塊表示快壞掉了。
2. 剝開後石榴籽呈現鮮紅色而非慘白色比較好。

棗子

Indian jujube

蜜棗

產季　12～2月

性味　味甘、性溫

NG　空腹不宜吃

OK　失眠者宜食用　易感冒者宜食用

適合

1. 健脾益胃，改善脾胃虛弱所導致的身疲乏力。
2. 養血安神，可改善心煩、失眠。
3. 益氣生津，可改善口乾、口渴。
4. 維生素C含量高，可預防感冒，提高免疫力。
5. 補氣養血，可改善貧血、血小板減少、白血球減少。

注意

棗子空腹不宜多食，易傷胃。

蜜棗　每100g所含營養成分

熱量	44 kcal
水分	87.6 g
碳水化合物	11 g
膳食纖維	1.6 g
維生素A效力	7.5 RE
維生素C	37.2 mg
鉀	174 mg
鈣	8 mg
鐵	0.3 mg

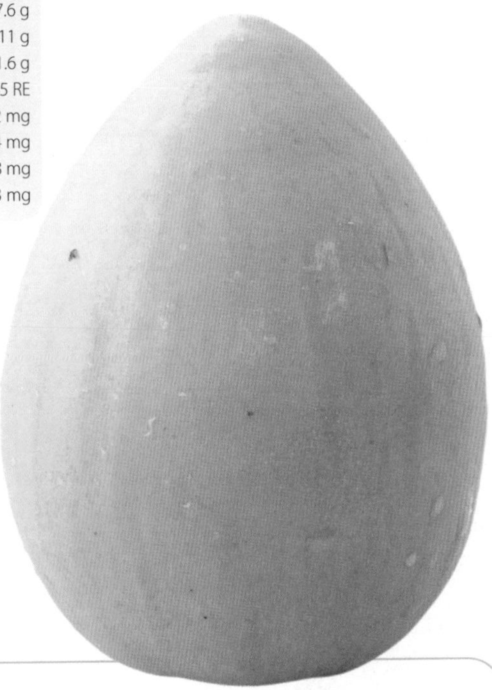

選購指南

1. 果形呈卵圓形，飽滿圓潤，表皮光滑，有光澤的鮮綠色，偏綠轉白者口感較清脆，果皮薄者較佳，果蒂深而未脫落者較新鮮。
2. 棗子要在食用前才清洗，這樣才可以保鮮。

櫻桃

Cherry

產季　5月～8月

性味　味甘，性溫

NG　過食會引起鐵或氰中毒

OK　缺鐵性貧血宜食　風濕患者食用可改善

適合

1. 含鐵量高，缺鐵性貧血食之有幫助。
2. 補中益氣，體質虛弱、疲勞倦怠、食量小者適合食用。
3. 祛風濕，改善風濕疼痛，四肢麻木者可服用。

注意

1. 櫻桃攝食過多，也是會上火的。
2. 櫻桃含有鐵、氰，若過量攝取，會引起鐵或氰中毒。萬一產生不適感，可飲用甘蔗汁來清熱解毒。

每100g所含營養成分

熱量	75 kcal
水分	78.8 g
碳水化合物	19.1 g
膳食纖維	1.3 g
維生素A效力	2 RE
維生素C	10.7 mg
鉀	236 mg
鈣	15 mg
鐵	0.2 mg

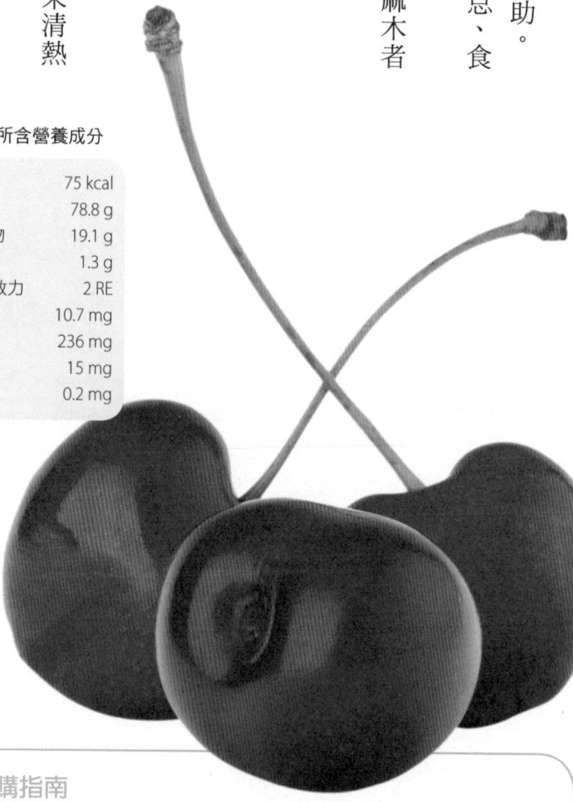

選購指南

1. 色澤鮮紅為新鮮，接近棗紅色的表示很熟了，要即買即吃。
2. 新鮮的櫻桃，表皮光滑，有隆脹感，無凹凸瑕疵，果蒂連著果實，用力搓果蒂才會脫落，若果蒂極易脫落表示過熟。
3. 果蒂部分若出現深褐色，表示已開始變質，不宜食用。

番石榴

Guava

芭樂

產季　全年，11～1月最佳

性味　味甘澀，性平

NG

便祕者不宜多食

OK

多吃可預防高血壓

多吃可降低胃酸

適合

1. 番石榴含鹼性澀味，能降低胃酸、止腹瀉。
2. 含鉀，能預防高血壓。

注意

經常便祕者不宜多食。

每100g 所含營養成分

熱量	38 kcal
水分	89.1 g
碳水化合物	9.6 g
膳食纖維	3.6 g
維生素 A 效力	6.9 RE
維生素 C	120.9 mg
鉀	142 mg
鈣	7 mg
鐵	0.4 mg

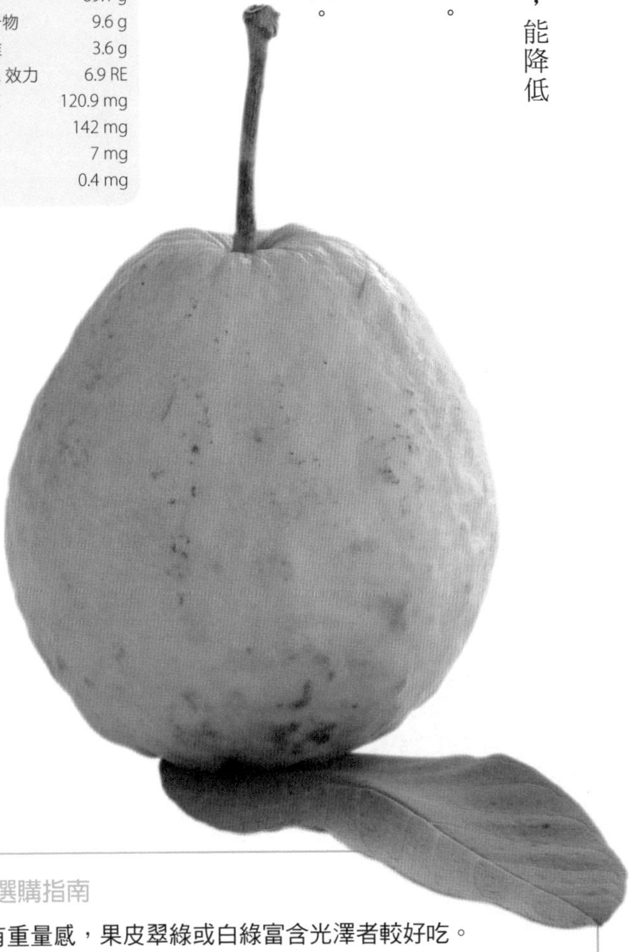

選購指南

1. 有重量感，果皮翠綠或白綠富含光澤者較好吃。
2. 表皮粗糙或深綠色者較差。

金橘 Kumquat

金桔、金棗、金柑

產季　全年，11～2月最佳

性味　味甘酸，性平

NG　不宜與牛奶同食　空腹不宜多吃

OK　酒醉者食用可醒酒　可預防感冒

適合

1. 生津利咽，可滋潤喉嚨，改善口乾、咽痛。
2. 潤肺、止咳、化痰，可改善咳嗽、痰多。
3. 理氣、健胃整腸、幫助消化，可改善腸胃不適。
4. 醒腦解酒，可改善酒醉口渴。
5. 預防感冒，降低血脂。

注意

1. 吃金橘前後半小時不宜喝牛奶，因金橘中的果酸會與牛奶中的蛋白質產生凝固的現象，造成胃脹不適。
2. 空腹不適合吃太多金橘，因為金橘所含的有機酸容易刺激胃壁黏膜。
3. 金橘吃多了會造成色素沉澱而使皮膚變黃。
4. 金橘要在成熟後才適合食用。也可加工成蜜餞、果醬食用。

每100g所含營養成分

熱量	32 kcal
水分	91 g
碳水化合物	7.6 g
膳食纖維	2.2 g
維生素A效力	21.7 RE
維生素C	38 mg
鉀	110 mg
鈣	7 mg
鐵	0.3 mg

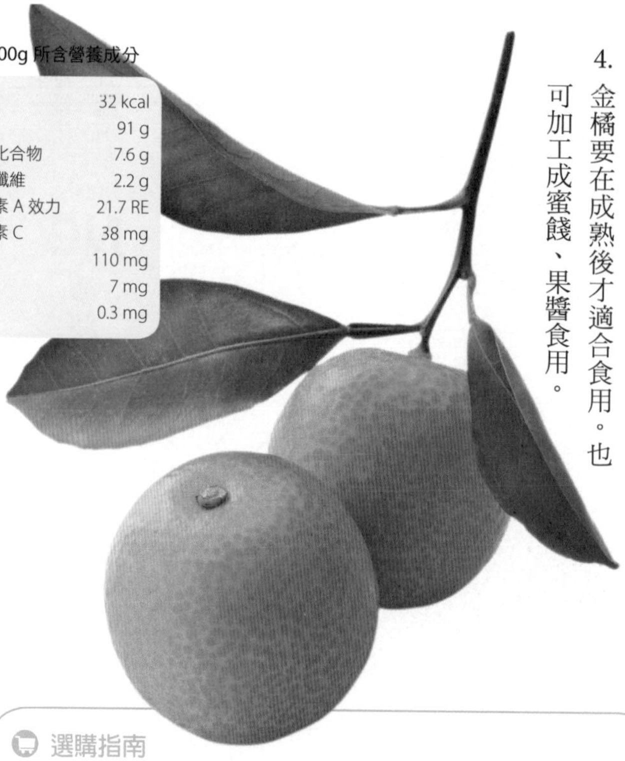

選購指南

1. 金橘形長，先端圓基部略尖，表皮完整而硬實，聞起來有香氣味。
2. 未成熟時呈深綠色，成熟後呈金黃色。

柳橙 Orange

柳丁

產季　11月~2月

性味　味甘，性平

NG

肥胖者不宜過量

OK

產婦乳汁不通者可食

可預防感冒

適合

1. 生津止渴，改善口乾舌燥。
2. 可通乳，婦女乳汁不通者可食，乳房脹痛者亦可食之。
3. 可預防感冒。
4. 可行氣化痰，改善咳嗽有痰。
5. 柳橙皮加水煮，可改善咳嗽有痰。

注意

柳橙1顆大約為60大卡，而1杯現榨的柳橙汁至少需要5~6顆的柳橙，其熱量相當於2~3碗的米飯，因此最好能以現吃柳橙來取代果汁，以避免攝取過多的熱量而發胖不自知。

每100g所含營養成分

熱量	43 kcal
水分	87.6 g
碳水化合物	11 g
膳食纖維	2.1 g
維生素A效力	0 RE
維生素C	41.2 mg
鉀	145 mg
鈣	28 mg
鐵	0.3 mg

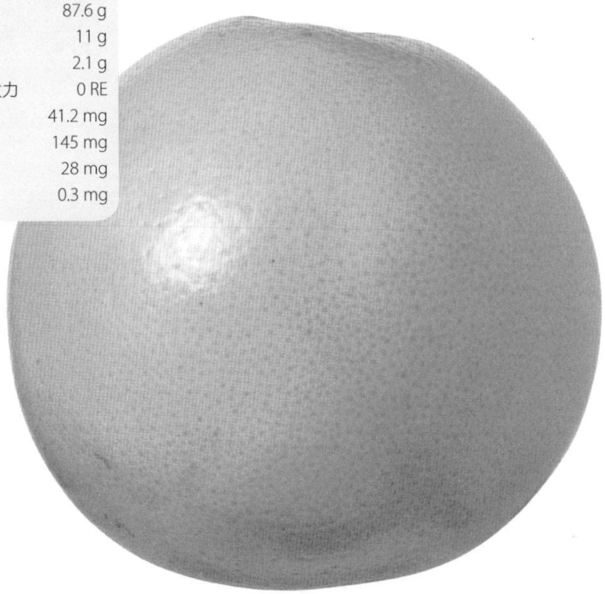

選購指南

柳橙越成熟，風味越好。以有濃厚果香、果皮光滑橙黃，且手握柳丁有彈力而皮薄者較甜、水分較足。

Chapter

2

吃水果之前

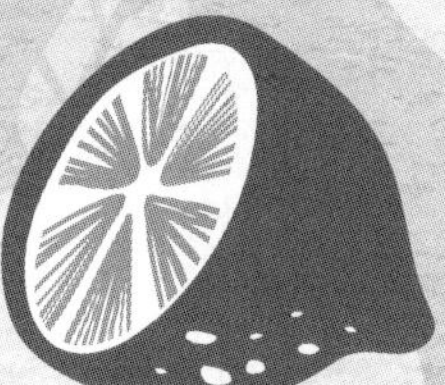

愛吃水果的人一定比不愛吃水果的人來得健康，
但是不是將水果吃進肚子裡就會使身體變好，
有些水果有吃的時間限制、有些則不可多吃，
還有些水果得搭配對的食物才有營養效果。

水果不能隨便吃——最常被誤導的十大網路謠言

一般人對於吃水果，各有自己的看法，但不見得都是正確的知識。了解水果的相關知識，理清了觀念，才能越吃越健康喔。

Rumor 01

水果吃起來甜中帶酸，屬於酸性食物？

營養學家告訴我們，日常食物可分為兩大類：

1. 一類是酸性食物，以肉、蛋、米、麵等為代表。
2. 另一類是鹼性食物，主要指蔬菜、水果與奶類。所以水果是鹼性的。

酸性食物一定是pH值小於7.0，鹼性食物一定是pH值大於7.0嗎？並不是的，它們所代表的是對人體的作用是相對的，也就是說酸性食物進入人體後，不一定是酸化作用；鹼性食物進入人體後，也不一定是鹼化作用。

我們吃水果時常感覺有酸的味道，但是並不表示它們是酸性食物；酸性口味是因為水果含有有機酸，例如檸檬酸、蘋果酸、鉀鹽、酒石酸等。這些有機酸能在體內完全代謝，最後身體中只剩下鉀，所以它們是鹼性食品。至於像番茄、柑桔類的有機酸（枸櫞酸、抗壞血酸、草酸等），在體內可完全代謝成二氧化碳、水和能量排出體外，所以不會囤積在體內。而鹼性食物如蔬菜、水果與豆類食物，含有豐富的鉀、鈉、鈣、鎂等陽離子，可以抵消過多的酸性成分，維持血液呈弱鹼性的生理狀態，保護體內的生態平衡。

相反的，如果我們偏食雞、鴨、魚、肉等酸性食物，加上快步調、高壓力的社會競爭，會使體內的乳酸代謝物增高。另外，大魚大肉、生猛海鮮，易使體內堆積酸毒，不僅增加了鈣、鎂、鉀等鹼性元素的消耗，引起缺鈣、缺鎂、缺鉀等病症，還會使血液黏度升高、膽固醇沉積在血管壁，引發多種疾病，所以必須注意避免攝取過多大魚大肉。

Rumor 02 水果有益身體健康，多多益善？

吃水果必須視體質不同及腸胃狀態不同做適當的攝取。

有些水果不宜一次吃太多，而有些則是不宜空腹食用，應該要依每個人身體狀況的不同，吃不同的水果。

1. 體質不同：寒性體質適合吃溫熱性水果及平性水果，吃多了寒性水果，會造成身體不適。熱性體質適合吃寒涼性水果及平性水果，吃多了溫熱性水果會造成身體不良影響。
2. 腸胃不好的人吃水果要注意：見第86頁〈飯前飯後吃水果，效果完全不一樣〉。
3. 有些水果本身就不宜過食，即使體質適合也不宜一次吃太多：

- 荔枝，多食會產生燥熱，牙齦腫痛，口乾，鼻子出血。
- 葡萄，多食會令人煩悶，眼睛乾澀，目滯發暗。
- 桃子，多食令人有熱。
- 李子，多食損傷脾胃。

4. 依年齡大小、體質強弱不同，吃的份量亦不同。
5. 有一些人認為空腹吃水果或飯前吃水果有助消化，其實有些食物是不宜空腹食用，見第88頁〈注意！有些水果空腹食用傷身體〉。

Rumor 03

不喜歡吃蔬菜，可以用水果取代？

水果絕對不能取代蔬菜的營養，原因如下：

1. 營養價值不同，如拿菠菜與蘋果比，其胡蘿蔔素高25倍、鈣高18倍、鐵高11倍、磷高8倍；拿菠菜與橘子比，其維生素B_2高4倍。
2. 蔬菜能更有效的促進人體吸收蛋白質、碳水化合物和脂肪，如單吃動物蛋白，人體的吸收率為70％；同時吃蔬菜加動物蛋白的話，吸收率就高達90％。

3. 蔬菜中的植物粗纖維能刺激腸蠕動。

4. 鞏固牙齒，吃蔬菜比吃水果更能鍛鍊咀嚼功能。

Rumor 04

火氣大的人不可以吃芒果？

芒果實際上是性平的水果，吃多了不會上火；相反的，還可以止口渴、咽喉乾燥，聲音沙啞、小便不利者也適合食用，千萬不要被它「熱帶水果之王」的名稱給誤導了，唯獨皮膚較敏感者不宜多吃，吃多了皮膚易發癢。

Rumor 05

蘋果能解放便祕之苦？

蘋果中含有鞣酸、有機酸，具有收斂的作用，因此飯後吃可用於治療腹瀉。又因其富含纖維，若於空腹時食用蘋果，則具有通便的功效。所以蘋果既可止腹瀉又可通便，就看是在飯前或飯後吃，兩者效果反應有些不同。

Rumor 06

酪梨熱量超高，吃多會發胖？

酪梨是很特別的水果，它含油脂、可通便，而且含植物性蛋白質，能刺激荷爾蒙分泌，可作為女性的滋補物，所以的確會有變胖之疑慮。不過熱量並不高，每100克只有60大卡而已，所以並不是因為它的熱量太高而讓人變胖。另外須注意的是因其富含油脂，所以腹瀉及膽囊切除者不宜食用。

酪梨之熱量及營養成分（100g）	
熱量	60 kcal
水分	86.1 g
粗脂肪	3.7 g
碳水化合物	7.9 g
維生素 A 效力	42.5 RE
維生素 C	9.9 mg
鉀	251 mg
鈣	6 mg
鐵	0.3 mg

Rumor 07

腎臟病患禁吃水果？

腎衰竭的病人必須提防鉀離子過高，因鉀離子無法由嚴重損壞的腎臟排出，會引起「高鉀血症」，可能造成手指麻痺、疲倦、四肢無力、胸口悶、舌頭僵硬、說話困難，失去知覺、嚴重時心律不整或心臟停止。而水果中有一些含鉀量是很高的，如果吃太多是不行的（其餘含鉀量不高的水果可適量食用，腎臟病患並不是禁吃所有水果）。

高鉀水果排行榜

	水果	含鉀量（mg/100g）
❶	龍眼乾	1235
❷	紅　棗	597
❸	榴　槤	440
❹	釋　迦	390
❺	香　蕉	368
❻	奇異果	290
❼	龍　眼	282
❽	酪　梨	271
❾	梅　子	245
❿	櫻　桃	236

Rumor
08

咳嗽時不能吃橘子是因為橘子太冷？

橘子屬於橙柑桔類，一般能化痰順氣，但為何當咳嗽時，我們卻被告誡不能吃橘子？原因是橘子會增加呼吸道分泌，促使痰涎排出，但痰涎增加多時，我們會本能的多咳幾聲，所以才造成橙柑桔越吃越咳的假象。

熱咳（咳痰、痰濃、帶口乾者）最宜吃橙柑桔，既祛痰下氣又清熱生津；而寒咳（喉嚨癢、痰色白、痰稀水）則須避免，以免喉嚨越吃越癢。所以咳痰，痰微黃或痰黃時，可以吃橘子來化痰順氣。而寒咳、乾咳或久咳則較不宜吃橘子。

Rumor
09

咳嗽可以吃梨子？

梨子自古被尊為「百果之宗」，可以治咳潤肺。可惜大家只知其功效，而忽略其性味是否適合自己的體質。梨子能清心潤肺，但它性質帶寒，體質虛寒、寒咳者不宜生吃，若隔水蒸過，或者放入煮湯，或與藥材清燉就可食用。

梨子不適合因風寒所引起的感冒咳嗽。可用梨子治咳的時機，應為單純性的咳嗽，而非感冒所致，症狀多半為長期性輕微的咳嗽，但卻又不易痊癒，只有在咳個幾聲，痰量也不多的情況下，才能食用梨子來止咳。

Rumor
10

多吃富含維他命C的水果可以治療感冒？

維他命C的確可以預防感冒，增強抵抗力。不過並沒有直接治療感冒的效果，一旦感冒了，它可以舒緩感冒的症狀，使身體舒服一些。

維他命C的功效有：

1. 預防感冒，增加抵抗力。
2. 對預防牙齦出血有幫助。
3. 降低血中膽固醇。

4. 預防亞硝酸胺（致癌物）的形成。
5. 幫助手術後的恢復。
6. 預防壞血病。
7. 降低靜脈血栓的發生率。

維他命 C 水果排行榜

	水果	維他命 C（mg/100g）
❶	番石榴	120.9
❷	釋　迦	99
❸	龍　眼	95.4
❹	香吉士	74.8
❺	奇異果	73
❻	草　莓	69.2
❼	木　瓜	58.3
❽	荔　枝	52.3
❾	榴　槤	52.2
❿	柚　子	51.1

水果有四性，根據體質做選擇

懂得吃水果的人，可以利用水果的屬性調理身體機能；但大多數人對水果認知有限，只知水果有季節之分，不知道水果跟中藥一樣也有寒、熱之分。

在中醫典籍裡，水果有所謂「四氣（性）五味」。四性是寒性、涼性、溫性、熱性，再加一個平性（但統稱四性，請見下段解釋），而五味則指的是酸、苦、甘、辛、鹹五種味道。

中醫師使用中藥治病，主要是藉由不同性味的中藥材去除病邪，或糾正偏陽、偏陰（即偏熱、偏寒）的病理現象，使身體機能恢復正常。水果也具有同樣的功效，不同性味也具有不同功能，以西瓜為例，吃對時機具有消除暑熱功效；再以桑椹為例，則能補養肝腎。所以，如果能認識水果的性味，就可配合醫師的診治，食用正確合適的水果，使病情獲得緩解。

前面已經提到，水果可分寒性、涼性、溫性、熱性、平性等五性，不過習慣叫「四性」。而「寒」與「涼」、「熱」與「溫」，在作用上有它的共性，只是程度有差異而已，如「寒」比「涼」程度大一些。

寒性或涼性的水果一般都具有清熱、瀉火或解毒的功效，可用以治療熱症（發熱、口乾、便祕、青春痘、怕熱）；而溫性或熱性的水果，具有溫中、散寒、助陽的功能，可用來治療寒症（畏寒、口不乾、腹瀉、面色白）；至於「平性」的水果，作用就比較平和，不寒也不熱，如葡萄、蘋果都是平性。

知道水果的四性後，就可以針對不同的體質或病情給予不同性味的水果，例如若出現情緒亢奮、性子急、面色潮紅、便祕或口乾喜歡喝冰水等症狀，是屬於熱症，這時可多吃些寒涼性的水果，如楊桃、柿子、柚子、西瓜等。

若出現容易疲倦、面色白、容易拉肚子、口不乾、不喜歡喝水等症狀，是屬於寒症，這時則應多吃溫熱性的水果，如桃子、龍眼、櫻桃、釋迦等。

如果不管三七二十一，口乾火氣大，還大吃荔枝、龍眼，勢必會火上加火。

水果四性一覽表

屬性	水果名稱
寒涼	楊桃、柿子、香蕉、番茄、奇異果、柚子、橘子、西瓜、香瓜、枇杷、梨子、草莓、桑椹、山竹、火龍果、椰子水、甘蔗
溫熱	荔枝、龍眼、桃子、梅子、櫻桃、榴槤、釋迦、紅棗、棗子、石榴
平	葡萄、檸檬、柳橙、李子、芒果、蘋果、鳳梨、番石榴、蓮霧、百香果、酪梨、木瓜、金橘

水果有五味，根據病症吃更好

吃水果除了要依屬「性」吃外，水果的「味」也很重要。

水果有「酸、苦、甘、辛、鹹」五味，應該還有兩種味道是「淡」和「澀」，不過我們還是習慣稱五味而已。一般來說，酸味有收斂、固澀的作用；苦味有瀉火、通便、降逆的作用；甘味有補虛滋養的作用；辛味有發散、行氣的作用；鹹味有軟堅散結（指讓堅硬塊狀物軟化）的作用。

以酸味的烏梅為例，可以治療久咳不止，荔枝可治療頻尿、遺尿；苦味的苦瓜可治療熱病心煩；甘味的棗子、龍眼可補虛；辛味的金橘可治療感冒風寒；鹹味的栗子可治療瘰癧（類似現代醫學的淋巴結核）、硬塊。

水果的性和味必須結合在一起，才能發揮效用。每一種水果都有不同的性味，同樣是涼性水果，作用相近皆可清熱，但味不同時作用就會不同。不同的病症所選擇的性味亦不同，例如火氣大、口乾喜歡喝冰水，可選擇性味甘涼的梨子來吃；如果是身體虛弱、頭暈、面色白、腰痠，則可選擇性味甘溫的龍眼來吃。

因此，性味相同的水果，作用會相近；性味不同，則作用就不同，這是在選擇水果時必須了解且注意的。水果跟各種食物一樣，隱藏各種密碼，透過本書內容可讓讀者解開各種水果密碼，利用不同水果的性味、搭配適合自己體質的水果，達到調理身體的目的。

每日適合攝取的水果份量

每一種水果所含的營養成分都不相同，任何一種水果都有其營養價值，所以不管你的體質是偏寒還是偏熱，每一種水果都可以攝取。但要如何攝取才符合自己的體質呢？

寒性體質的人也可以吃溫熱性水果，熱性體質的人也可以吃寒涼性水果，只是不要一次吃太多就好了。

我們大致上可以一份含糖類15公克、熱量60大卡的水果作為基準。超過一份即為太多。

寒性體質的人，一次不要吃超過一份寒涼性的水果；熱性體質的人，一次不要吃超過一份溫熱性的水果，這樣就沒問題了。

例如：

- 1份60大卡的奇異果為115克，約一顆半。
- 1份60大卡的聖女番茄為175克，約23顆。
- 1份60大卡的美濃瓜為165克，約⅔顆。

各種體質適合的水果份量一覽表（1份60大卡）

水果屬性	水果	可食量（公克）	數量
寒涼屬性水果 適合熱性體質者食用，寒性體質者一次勿吃超過一份	楊桃（2個／斤）	170	¾個
	柿子（6個／斤）	70	¾個
	香蕉（中）（3根／斤）	70	½根
	番茄（聖女番茄）	175	23顆
	奇異果	115	1＋½個
	柚子（葡萄柚）	190	¾個
	橘子（椪柑）（3個／斤）	150	1個

寒涼屬性水果 適合熱性體質者食用，寒性體質者一次勿吃超過一份	西瓜（紅西瓜）	250	10小片（1片）
	香瓜（美濃瓜）	165	⅔個
	枇杷	125	-
	梨子（杏水梨）	150	¾個
	草莓	160	16顆
	桑椹	150	-
	山竹（7個／斤）	84	5個
	火龍果	130	-
	椰子水	340毫升	-
	甘蔗	145毫升	-
溫熱屬性水果	荔枝	100	9顆
	龍眼	90	13顆
	桃子（水蜜桃）	145	1個

水果屬性	水果	可食量（公克）	數量
溫熱屬性水果 適合寒性體質者食用，熱性體質者一次勿吃超過一份	梅子	25	-
	櫻桃	80	9顆
	榴槤	35	¼瓣
	釋迦	60	½個
	紅棗	25	10顆
	棗子	130	2個
	石榴	150	⅓個
平性屬性水果 適合各種體質者食用	葡萄	105	13顆
	檸檬（3.3個／斤）	190	1＋½個
	檸檬汁	168毫升	-
	柳橙（4個／斤）	130	1個
	柳橙汁	120毫升	-

平性屬性水果 適合各種體質者食用		
李子（加州李）	100	1個
芒果（愛文芒果）	150	1＋½片
蘋果（青龍蘋果）	115	1個
鳳梨（4斤／個）	130	1/10個
番石榴（土芭樂）	155	1個
蓮霧	170	2個
百香果	95	2個
酪梨	135	1/5個
木瓜	190	½個
金橘	102.5	-

註：可食量為水果去皮、去籽後的重量。如果是購買量會比可食量重一點。

飯前飯後吃水果，效果完全不一樣

什麼時候吃水果最好？到底是先吃水果再吃飯，還是先吃飯再吃水果？

其實，如果是一般食用，可隨時食用，不必太過拘泥。但是，如果你想將水果運用在治療上，就應該選擇在飯前或飯後的2小時內吃水果。欲幫助消化，則可飯後半小時食用，如鳳梨、柚子等水果。欲治療睡眠，可臨睡前食用，如紅棗、龍眼肉。

而腸胃不適的人則以飯前或飯後2小時吃水果為宜，飯後立刻吃水果會造成腸胃不舒服。並且應注意少吃柚子（因為性寒），少吃西瓜（因為易拉肚子），少吃枇杷（因為性涼），少吃桑椹（因為胰蛋白酶會降低），少吃火龍果（因為性涼會腹瀉），少吃梅子、檸檬（因為酸），少吃鳳梨（因為波蘿蛋白酶會溶解纖維蛋白和酪蛋白）。

曾有實驗方面的研究：吃飯後，人體的白血球會上升，但是若先吃水果後再吃飯，白血球增高的情況會緩和，所以對免疫功能的影響較不會引起大波動，對人體較好。不過這推論是否正確，仍待進一步研究。

注意！有些水果空腹食用傷身體

雖然水果對人體健康極為有益，但有些人會將水果當作正餐，甚至常見想瘦身的人更會以水果代替三餐，因而時常空腹食用水果。然而，有些水果並不適合在空腹的狀態下進食。

不適合空腹食用的水果如：

柿子

柿子含有較多的單寧酸，可從其澀味得知，它能使消化道痙攣而產生腹痛及消化不良。

番茄

番茄中含有大量的膠質、柿膠酚等物質，這些物質能和胃酸發生化學反應，並凝結成不易溶解的塊狀物而堵住胃的出口，使胃內壓力升高，造成胃的擴張，進而使胃脹痛。

荔枝、甘蔗

空腹吃太多荔枝會使果糖上升，需要依賴肝臟中的「轉化酶」將其轉化為葡萄糖，因此若於飯前過量食用荔枝，易使果糖轉化不及而有高滲性昏迷的危險，稱之為「荔枝病」。而甘蔗所含果糖偏高，也不宜飯前過量食用。空腹時吃甘蔗也會因體內突然滲入過量高糖分，而發生「高滲性昏迷」，一般會產生頭暈的現象。

山楂、橘子

含有大量的有機酸，如果酸、山楂酸，因此空腹食用不僅會導致噯氣、反酸，甚至加重胃炎、胃潰瘍等胃病。橘子含有大量糖分和有機酸，空腹時吃橘子，會刺激胃黏膜。

香蕉

含有較多的鎂元素，若空腹食用易讓血液中的含鎂量遽升，破壞人體血液中的鈣、鎂比例而產生失衡，會抑制心血管的作用。

不能和水果一起吃的飲食禁忌

許多食物都有飲食的宜忌，除了依據體質、身體狀況來區分之外，有些食物若是隨意搭配食用，也可能在體內產生意想不到的副作用。

柚子、葡萄柚 VS. 藥物

柚子、葡萄柚不可與一些藥物同食，包括心絞痛藥、高血壓藥、降血脂藥、鎮靜劑、抗組織胺等藥物，否則會使藥物血中濃度上升造成危險，最好能相隔2小時服用才安全。

這是因為葡萄柚含芙喃香豆素（furanocoumarin），會影響肝臟代謝酵素P450系統，使代謝速度變慢。

橘子 VS. 白蘿蔔

橘子禁止與白蘿蔔、牛奶一同進食，因蘿蔔食後，會在人體產生硫酸鹽，經代謝之後更會製造出抑制甲狀腺作用的物質，而橘子中所含的類黃酮物質與此物質一同作用後，容易導致甲狀腺腫。

橘子 VS. 牛奶

橘子所含的成分會使牛奶凝固，影響胃的消化吸收，因此不宜在進食白蘿蔔或牛奶後，立刻食用橘子，以免造成不適。最好能相隔2小時服用才安全。

大棗（紅棗、黑棗）VS. 洋蔥、大蒜

不可與洋蔥、大蒜同食，否則會發生頭部不適的現象。

芒果 VS. 大蒜等辛辣物

芒果不可和大蒜等辛辣物同食，否則皮膚容易過敏。這是因為芒果含過

敏成分：單烴基苯、二烴基苯、醛酸。

柿子 vs. 地瓜

柿子不可和地瓜同食，地瓜富含澱粉會使胃酸升高，亦會和柿子的單寧酸結合成不易溶解的硬塊。

柿子 vs. 海鮮

柿子不可和海鮮同食，柿子的單寧酸和高鈣的海鮮亦是容易和胃酸結合成不易溶解的硬塊。

榴槤 vs. 酒

飲酒前或飲酒後不宜吃榴槤，以免引起腸胃不適及酒醉。這是因為榴槤含有硫的化合物，使乙醛脫氫酶活性降低70%以上，酒精無法被代謝。

甜瓜 vs. 田螺

文獻記載甜瓜不可與田螺同食，否則會引起腹脹不適。

桑椹 vs. 韭菜

桑椹與韭菜同食會引起腹痛下痢。

桃子 vs. 鱉

據文獻記載，桃子不可與鱉同食，否則會引起胃痛。

李子 vs. 禽肉、蜂蜜

據文獻記載，李子不可和雀肉、雞肉、雞蛋、鴨肉、鴨蛋同食，否則會損害人體五臟。

水果不甜就可以多吃嗎？

水果甜度不等於熱量，
水果甜度也不等於升糖指數（GI）。

有的人認為，想減肥可以吃甜度不高的水果，熱量就會比較低，能放心大膽的吃。結果飯後吃，正餐之間也吃，但其實吃起來不甜的水果，也可能含有很高的糖分，過度攝取就可能導致血糖跟體重直線上升。

其實，水果並不是愈不甜就熱量愈低。這是因為水果的糖分可以分為三大種類：果糖、蔗糖及葡萄糖，這三種糖類每公克的熱量都約4大卡。糖量高確實代表熱量高，但水果的甜度不等於熱量，吃進嘴中的口感不一定會與熱量成正比。因為會影響水果在味覺上甜度的關鍵，是糖類的比例。

三種糖類中，果糖會讓人覺得最甜，蔗糖第二，葡萄糖則最弱。假若以糖量都是5公克的兩顆水果來看，熱量都是20大卡，果糖4公克、葡萄糖1公克的水果，就會比果糖1公克、葡萄糖4公克讓人覺得甜。

選對水果，吃對份量不但可以養出易瘦體質，還可以減低三高的危險。想要減肥的人，建議一天吃二到三份的量（一份約一個拳頭），芒果、榴槤和香蕉等就要避免，因為一顆芒果就等於一天建議的進食量，糖分含量過高。想要降血糖，就要避免高GI的熟香蕉跟木瓜，多攝取低GI的水果，像是檸檬或百香果。

百香果維生素A比木瓜高4倍，具有抗氧化、防癌等功效，帶籽吃百香果的含醣量並不高，反而是高膳食纖維的水果！

GI值的定義

GI值是以食用純葡萄糖（pure glucose）100公克後2小時內的血糖增加

值為基準（GI值＝100），其他食物則以食用後2小時內血糖增加值與食用純葡萄糖的血糖增加值作比較得到的升糖指數。

升糖指數越高的食物，食用後越容易使血糖升高，促使胰島素分泌增加，一般含糖分較高或是消化吸收快的水果如西瓜、芒果、鳳梨、香蕉、荔枝、龍眼等升糖指數較高，而含纖維質較多的水果如蕃茄、葡萄柚、芭樂，升糖指數較低。

高GI值水果十大排行榜

排名	水果名稱	GI值	熱量
1	鳳梨	65	51
2	葡萄乾	55	301
3	香蕉	57	86
4	芒果	49	64
5	哈密瓜	41	42
6	桃子	41	40
7	櫻桃	37	60
8	紅柿	37	60
9	蘋果	36	54
10	奇異果	35	53

Chapter

3

吃對水果不生病

本章詳解各種常見疾病如呼吸道疾病（感冒、咳嗽）、消化道疾病（腹瀉、便祕）、三高疾病（高血壓、糖尿病）……等，成因與症狀分析，以及適合吃的水果、日常養生方式等。

呼吸道疾病

感冒

中醫病名　感冒，傷風，時行感冒

西醫病名　急性鼻咽炎，流行性感冒，上呼吸道感染

適合吃的水果　木瓜、檸檬、芭樂、橘子、柳橙、葡萄柚、番茄、甘蔗

木瓜：潤肺止咳，對感冒咳嗽、氣喘性咳嗽及肺燥咳嗽有幫助。

檸檬：生津止渴，改善煩渴。

芭樂：富含維生素Ｃ，對感冒有幫助。

橘子：潤肺化痰，可化痰順氣，改善咳痰。橘子可化痰，但若是因感冒受風寒而引起的咳嗽，禁止食用橘子。

柳橙：可預防感冒。行氣化痰，改善咳嗽有痰。柳橙皮加水煮，可改善咳嗽有痰。

葡萄柚：理氣化痰，但柚子性寒，因此風寒感冒有痰者不宜多食。

番茄：富含維他命C，對口角炎、治牙齦出血有幫助。

甘蔗：解熱生津、潤燥滋養。

病因

感冒是一種相當常見的疾病，平均每人一年會感冒1～3次，主要由濾過性病毒所引起，可經由空氣或飛沫傳染，已感冒的患者會藉由飛沫傳播感冒病毒，主要經由呼吸道傳染。

一般感冒的症狀有：流鼻水、打噴嚏、咳嗽、喉嚨痛、頭痛、發燒、畏寒、筋骨痠痛、全身無力等症。較容易發生在兒童與抵抗力差的成年人、年長者或罹患慢性心肺疾病的人身上，而且一旦感冒，會容易有併發症的出現，如肺炎、支氣管炎、心肌炎等。

感冒一般會在數天內痊癒，如出現高燒不退、咳嗽嚴重不癒，或出現呼吸喘促的現象，則必須小心，應儘速就醫以免延誤診治。

症狀分類

中醫認為感冒是一種外邪入侵，將之主要分為「風寒外感」和「風熱外感」兩大類，這兩種證型的感冒症狀不一樣，一種偏寒，一種偏熱。必須注意的是這些適合感冒時食用的水果，並非具有直接治療的功效，不過

感冒症狀及適合食用水果一覽表

分類	症狀	適合的水果
風寒感冒	鼻涕清、咳嗽痰白、痰質稀、頭痛、筋骨痠痛，但喉嚨卻不痛等症狀	木瓜、檸檬、芭樂
風熱感冒	鼻涕黃稠、咳嗽痰黃、痰質稠、喉嚨痛、口乾及身體發熱等症狀	蕃茄、甘蔗
感冒伴隨有咳嗽	若感冒伴隨有咳嗽，則可參見 P106〈咳嗽〉	咳痰：橘子、金橘 乾咳：香蕉 熱咳：枇杷、山竹 寒咳：柳橙

可以緩解症狀，使身體舒服些。

飲食注意事項

1. 可服用維他命C，緩和咳嗽、打噴嚏等症狀。
2. 喝熱雞湯，有助於鼻腔黏液的流動，可加強體內抗病力。
3. 多喝水，補充感冒時所流失的重要體液。
4. 感冒時不宜吃油膩烤炸的食物，以免加重腸胃負擔。
5. 風寒型感冒不宜吃寒涼性食物，如白菜、絲瓜、冬瓜、西瓜、甜瓜等。
6. 風熱型感冒不宜吃溫熱性食物，如咖哩、辣椒、大蒜、荔枝、龍眼、榴槤等。
7. 感冒宜吃富含維生素A的水果，如木瓜、芒果；富含維生素C的水果，如檸檬、芭樂、橘子、柳橙；含生物類黃酮素的水果，如芭樂、葡萄柚、橘子、柳橙、檸檬、番茄。
8. 多吃富含維生素C的水果可以預防感冒，但一旦感冒了，多吃維生素C

並沒有直接治療的效果，不過對於症狀的緩解是有幫助的。

日常保健

1. 加強鍛鍊，適度進行室外活動，以利增強體質，提高抗病能力。
2. 注意防寒保暖，在氣候冷熱變化時，及時增減衣被，避免淋雨受涼及過度疲勞。
3. 在感冒流行季節，少去公共場所活動，防止交叉感染。
4. 醋熏蒸法：室內消毒，在每立方公尺空間裡，準備食用醋5～10毫升，加水1～2倍稀釋後，加熱蒸熏2小時，每日或隔日1次，作為感冒流行季節預防之用。
5. 保持樂觀的心情，可促進免疫系統的活力。
6. 多休息，保留體力讓身體復原，也可避免一些併發症，減少每天的活動，避免過度勞累。
7. 勿抽菸，抽菸會干擾抗感染的纖毛活動，因此感冒時不要抽菸。

8. 以鹽水漱口，可緩解不適。
9. 洗熱水澡，讓身體微量出汗。
10. 以棉花在鼻子周圍塗些凡士林，以潤滑過度擤鼻的疼痛感。
11. 若發燒高達38度半以上或小孩發燒，應盡速就醫。
12. 任何劇痛都應就診，如：耳痛、扁桃腺腫、鼻竇痛、肺痛或胸痛。
13. 吞嚥極度困難或食慾不振時應就醫。
14. 氣喘或呼吸短促時應就診。

咳嗽

中醫病名　咳嗽

西醫病名　急性鼻咽炎，急、慢性支氣管炎，支氣管擴張症，肺氣腫，慢性氣道阻塞

適合吃的水果　柳橙、梅子、枇杷、梨子、香蕉、草莓、山竹、木瓜、橘子、柿子、金橘

柳橙：可預防感冒。行氣化痰，改善咳嗽有痰。柳橙皮加水煮，可改善咳嗽有痰。

梅子：津止渴，增加唾液，改善口乾。止咳（非感冒的咳嗽），改善肺虛久咳，虛熱煩咳。

枇杷：潤肺止咳，改善肺熱咳嗽（熱咳者較為適合），治失聲。

梨子：生津止渴，清熱降火。肺寒咳嗽時痰是清稀的，不可以吃梨

子。吃梨子的時機是久咳或熱咳，梨子可蒸熟來吃。

香蕉：可潤肺止咳，對於無痰的咳嗽患者可服用。

草莓：可潤肺生津，肺燥乾咳者可食用。含維生素C，改善牙齦出血、口腔炎、咽喉疼痛。

山竹：可改善熱咳有濃痰，適用於咳嗽時有痰，痰呈白或黃色且很黏稠者。

木瓜：潤肺止咳，對感冒咳嗽、氣喘性咳嗽及肺燥咳嗽有幫助。

橘子：潤肺化痰，可化痰順氣，改善咳痰。橘子可化痰，但若是因感冒受風寒而引起的咳嗽，禁止食用橘子。

柿子：潤肺止咳、化痰、清熱生津。柿霜能補虛勞不足、生津、潤聲喉、治久咳。

金橘：生津利咽，可滋潤喉嚨，改善口乾、咽痛。潤肺、止咳、化痰，可改善咳嗽、痰多。

病因

大多數的人在罹患感冒時，才會出現咳嗽症狀，但因人而異，其症狀又可再區分為咳嗽有痰或無痰兩種。此外，有些人久咳不癒，一咳就是好幾個月或是幾年，屬於慢性咳嗽，西醫一般診斷為慢性支氣管炎、肺氣腫或支氣管擴張症。

還有一種咳嗽是患者本身的氣管較敏感所引起，患者平日偶爾會咳個幾聲，感覺喉嚨不太舒服，喜歡清一清喉嚨，這種咳嗽不會咳得很明顯。也有些人是因為鼻子過敏、鼻涕倒流，刺激到咽喉而引起咳嗽。

由此可知，咳嗽並不如想像中的單純，依症狀可分為好幾種，治療方法當然也不盡相同。咳嗽也常難以痊癒，才有「醫生怕治咳」這句俗話。

症狀分類

由於每個人的咳嗽症狀不盡相同，有寒咳、熱咳、乾咳、久咳等。因此每一種咳嗽所適合的水果就有所區別。食用適當的水果，會適時緩解咳嗽症狀。茲將各種咳嗽的症狀與適合的水果整理如下方表格，以供讀者做參考。

飲食注意事項

1. 在飲食上宜清淡，忌食油膩、辛辣、燥熱（如辣椒、胡椒、酒、羊肉）等刺激性食物和油炸、燒烤食物及冰品和寒涼性食物也要避免過量。
2. 不適合吃太甜的東西，因為易生痰。
3. 若有感染症狀時，應禁食薑母鴨、羊肉爐、當歸、人參、黨參、黃耆

咳嗽症狀及適合食用水果一覽表

分類	症狀	適合的水果
咳痰	咳嗽時伴隨有痰的產生，嘴巴乾燥，略帶火氣	橘子、金橘
熱咳	感冒時咳嗽劇烈，常會造成喉嚨痛	枇杷、山竹
乾咳	咳嗽的時候無痰	香蕉
寒咳	感冒咳嗽，痰成白色，痰稀或略帶些黏稠感，口不乾	柳橙
久咳	長期咳嗽不癒，連續好幾個星期，此種咳嗽已無其他的感冒症狀	草莓、梨子、梅子
肺結核	咳嗽無痰或痰量不多，有時會咳血，且長期久咳不適	柿子
氣喘性咳嗽	有氣喘病史，氣喘發作時伴隨有咳嗽的症狀	木瓜

等補品。只有在身體虛弱時，才可服用補品。

4. 若有黃痰、咽喉腫痛，屬熱症時，應禁食補品，也不宜食用辛辣、油炸、咖啡、濃茶、荔枝、龍眼、榴槤等熱性食物，而白蘿蔔、瓜類、楊桃、梨子、枇杷等涼性食物可適量食用。

5. 若有痰稀白色、咽喉癢，屬寒症時，涼性食物及冰品不宜食用，可食較平性的水果（如柳丁、蘋果），亦可以用老薑和黑糖或用生蔥和淡豆豉一同煮水來喝，並到被窩裡微微發點汗，有助病情。

日常保健

1. 平時即應鍛鍊身體，增強體質，有利於提高抵抗力。
2. 須戒菸，並改善生活環境的品質，若空氣品質不佳，最好戴上口罩，或盡量少出門。
3. 平時也應注意氣候變化，預防感冒。
4. 若咽喉乾燥、痰少不易咳出時，應多喝溫熱開水，喝水時宜先含在口中，再慢慢吞下，如此潤喉化痰的效果較好，而且不會造成容易腹脹、頻尿等副作用。

5. 若鼻子較敏感者，除避免刺激性食物外，宜注意鼻子的保暖，並加強鼻子穴道的按摩（如迎香穴：鼻翼兩旁）。

6. 若是心臟引起的咳嗽，應遵從醫師的指示按時服藥，宜多休息，並避免過度運動。天氣變化大時，應避免出門，以防止病情惡化。

7. 不要忽略咳嗽的症狀，若有不明咳嗽發生時，應即時就醫，詳細檢查，找出病因。切勿胡亂吃藥，以免發生意外。

咽痛、聲音沙啞

中醫病名　喉瘖、失音
西醫病名　急、慢性喉炎，急、慢性聲帶炎，聲帶結節，聲帶息肉
適合吃的水果　梨子、楊桃、香蕉、梅子、草莓、金橘、枇杷、鳳梨、桑椹、甘蔗、西瓜

梨子：生津止渴，清熱降火。肺寒咳嗽時痰是清稀的，不可以吃梨子。吃梨子的時機是久咳或熱咳，梨子可蒸熟來吃。
楊桃：清熱、生津止渴，改善口破、牙痛、咽喉腫痛。
香蕉：可潤肺止咳，對於無痰的咳嗽患者可服用。
梅子：生津止渴，增加唾液，改善口乾。止咳（非感冒的咳嗽），改善肺虛久咳，虛熱煩咳。
草莓：可潤肺生津，肺燥乾咳者可食用。含維生素C，改善牙齦

出血、口腔炎、咽喉疼痛。

金橘：生津利咽，可滋潤喉嚨，改善口乾、咽痛。潤肺、止咳、化痰，可改善咳嗽、痰多。

枇杷：潤肺止咳，改善肺熱咳嗽（熱咳者較為適合），治失聲。

鳳梨：能解暑除煩、生津止渴。

桑椹：生津止渴。

甘蔗：解熱生津、潤燥滋養。

西瓜：清熱解暑、生津利尿，改善口破及口腔炎，改善暑熱引起的咽喉痛，口破，舌破，牙痛。

病因

引起咽痛或聲音沙啞的原因不勝枚舉，舉凡感冒、大聲喊叫、咳嗽、抽菸、長時間說話或唱歌等。一般而言，感冒或大聲喊叫所引起的喉嚨痛、聲音沙啞，只要多休息，很快就能恢復昔日的聲音，但因工作需要而必須長時間說話的人，如老師、歌手、推銷員、客服人員等職業，聲帶在長期過度的使用下，往往會造成聲音沙啞，即便康復了，也時常反覆發作，令人不勝其擾。

很難緩和的聲音沙啞可能是慢性咽頭炎、慢性喉頭炎、聲帶結節、聲帶息肉、聲帶炎等。如果聲音沙啞持續三周以上仍未痊癒的話，則必須接受耳鼻喉科醫師的診察，診視是否為其他疾病。

症狀分類

中醫在這方面認為咽痛、聲音沙啞與下列原因有關：外感（感冒）時有可能會引起喉嚨痛、聲音沙啞，這時會伴隨其他的感冒

咽痛、聲音沙啞症狀及適合食用水果一覽表

分類	症狀	適合的水果
感冒引起的喉嚨痛	喉嚨痛、聲音沙啞，這時會伴隨其他的感冒症狀，如咳嗽、流鼻涕、頭痛、筋骨酸痛等症狀	梨子、楊桃、香蕉、梅子、草莓、金橘、枇杷、鳳梨、桑椹、甘蔗、西瓜
肺燥津少型	聲音沙啞、喉頭乾燥、口乾喜飲水、容易咳嗆等	
肺腎陰虛型	除了肺燥津少型的症狀外，還會有晚上睡不好有煩躁感，手心和足心感到熱熱的，以及腰膝酸軟，耳鳴等症狀	梅子、金橘、桑椹

症狀，如咳嗽、流鼻涕、頭痛、筋骨痠痛等。治療上只要治療感冒，當感冒好了，喉嚨痛、聲音沙啞也會隨之改善。若不是感冒引起，中醫則主要分成肺燥津少型和肺腎陰虛型兩種症型。

飲食注意事項

1. 聲音沙啞可多吃富含維他命C的食物，如甘藍菜、蘆筍、青椒、包心菜等蔬菜。
2. 少吃辛辣物（辣椒、大蒜、蔥、沙茶醬）、燥熱物（茴香、韭菜、肉桂）、刺激性食物（醃製品、咖啡、咖哩）。

日常保健

1. 少說話，讓喉嚨休息。
2. 宜放鬆心情，不要太過緊張，以避免喉嚨處於緊繃的狀態。
3. 以鹽水或其他溶液清洗喉嚨，如洋甘菊茶、檸檬汁，可改善症狀。

4. 增加室內的濕度，可在屋內放一杯水，才不會因嘴巴吸入乾燥空氣，造成疼痛。
5. 解決鼻塞的問題，減低喉嚨痛的問題。
6. 多喝白開水。
7. 更換牙刷，以免舊牙刷上的細菌侵入。若生病了，復原後應該再換一次牙刷，以免被感染。
8. 睡前1～2小時內不要吃東西，睡覺時將頭部墊高，可防止胃酸逆流，傷害喉嚨。

消化道疾病

食慾不振、消化不良

中醫病名　痞滿

西醫病名　胃功能障礙，消化不良及其他胃功能性障礙

適合吃的水果　奇異果、鳳梨、蘋果、番茄、柚子、檸檬、枇杷、草莓、百香果、木瓜、金橘

奇異果：健脾止瀉，改善腹瀉。

鳳梨：健胃消食，含蛋白酶可幫助人體對蛋白質的消化與吸收。

蘋果：健脾開胃、生津止渴，清暑熱，除心煩。其所含蘋果酸可刺

激胃液分泌，幫助消化。

番茄：健胃消食、生津止渴。

柚子：消食和胃（幫助消化）、理氣化痰。

檸檬：增加胃腸蠕動，有助消化吸收。

枇杷：增進食慾、幫助消化，止嘔吐、打嗝。

草莓：可健胃，改善食慾不振、消化不良。

百香果：清腸開胃，除油膩、幫助消化。

木瓜：助消化。

金橘：理氣、健胃整腸、幫助消化，可改善腸胃不適。

病因

食慾不振多數發生於夏令時節，起因為天氣過於酷熱。少部分人則由於心情不好，如工作不如意、與親友爭吵，或是在意學業成績等，心情不好反應到生理表現上，引發消化系統的不正常，使得食慾降低。而生病時更容易食不下嚥，一看到食物就覺得異常反胃。

當然如果本身消化系統有問題，如胃炎、消化性潰瘍或便祕等，更是容易誘發食慾與消化的困擾，其他疾病如感冒、感染、發燒、肝炎、腎臟病等，也可能伴隨食慾下降的情形。若是腸胃原本就不好的人，則容易有消化不良的症狀。基本表現為吃完東西後，因其不易消化吸收，需要較久的時間才會消化，導致肚子容易脹氣。若有喘促的現象，則必須盡快就醫，以免延誤診治。

症狀分類

中醫在這方面則認為脾胃與消化功能有關，脾胃氣弱則會讓我們的消化能力降低，所以會有消化不良、胃口不佳、倦怠、腹脹、大便軟溏等症狀。

食慾不振及消化不良適合食用水果一覽表

分類	體質	症狀	適合的水果
脾虛證	腸胃原本就不好的人	消化不良、不思飲食、倦怠、腹脹、大便軟溏	奇異果、百香果、鳳梨、蘋果、番茄、柚子、檸檬、枇杷、草莓、木瓜、金橘
肝鬱證	情志不暢的人	時常心情不好，壓力大，情緒因素會引響飲食狀況，造成食慾下降，消化不良	

飲食注意事項

避免吃難消化的食物，如糯米類製品（粽子、湯圓）、烤、炸、油膩、調味重的食品。

日常保健

1. 健康的人常因壓力、精神緊張或肉體疲勞而有食慾不振的情形，只要好好修養身心、放鬆心情就能有所改善。
2. 患有胃病或消化系統疾病的人所引起的食慾不振、消化不良，必須積極治療原疾病，方可有所改善。
3. 飯後宜稍微散步走動，不宜馬上坐下或躺下。
4. 平時要有適度的運動，以免腸蠕動功能降低。亦可做腹部按摩，以順時針的方向按摩肚臍周圍即可。

呃逆（打嗝、氣上逆、噁心、反胃）

中醫病名　呃逆，噦，嘔吐，吐涎

西醫病名　橫膈肌痙攣，神經性嘔吐，胃炎，幽門痙攣或梗阻

適合吃的水果　枇杷、柚子、山竹、檸檬

枇杷：增進食慾、幫助消化，止嘔吐、打嗝。

柚子：柚子可去除腸胃中惡氣，消食和胃（幫助消化）、理氣化痰

山竹：改善乾嘔，適用於嘔吐而沒有吐出東西者。

檸檬：嘔吐、食慾不振可食用。

病因

通常打嗝、氣上逆與進食的食物有關，若吃了太多澱粉類食物，便容易使胃酸上升而引起打嗝，進食速度過快或本身腸胃不好者，如胃炎、消化

性潰瘍、消化不良等症狀，也極易有這種現象；而暈車、暈船、孕婦懷孕時也易有噁心、反胃、嘔吐等反應。

有的是因為宿食滯留腸胃，有的則與情緒因素有關，常於精神刺激及緊張壓力大時誘發或加重。腸胃功能虛弱的人也容易有呃逆的現象，尤其是胃不好的人。若除了噁心、嘔吐之外，還出現劇烈腹痛或腹瀉，很有可能罹患急性腸胃炎或急性腸胃症，最好及早接受醫師的診斷及治療，以免延誤病情。

症狀分類

呃逆俗稱打嗝。中醫認為這與胃氣上逆、失於和降有關。證型則分為食滯不化、胃中痰火、肝胃不和、脾胃虛寒、胃陰不足等型。因此將比較重要的兩類證型列出作比較。

飲食注意事項

1. 飲食方面，對於脾胃素虛（消化力差，吃一點東西就飽了）患者，飲食不宜過多，可少量多餐，同時勿食生冷瓜果等物及誤服寒涼之藥。若胃中有熱者（平時食量大、吃很多），忌食肥甘厚膩、辛辣、香燥、菸酒等物及溫燥之藥。
2. 少吃澱粉類食物以免胃酸增多引起打嗝。
3. 減少乳糖攝取量。
4. 避免可能產生氣體的食物，如豆類、甘藍菜、綠花椰菜、甘藍菜芽、洋蔥、花菜、全麥麵粉、白蘿蔔、香蕉。
5. 纖維攝取應適度漸進，以免因快速增加纖維而引起的排氣不良。

呃逆及適合食用水果一覽表

分類	證型	症狀	適合的水果
實證	胃火上衝證	打嗝的聲音很響亮，口臭，煩渴喜冷飲，便祕	枇杷、柚子、檸檬、山竹
虛證	脾胃陽虛證	打嗝的聲音很低沉無力，氣不接續，不思飲食，面黃肌瘦，容易疲倦，手足易冰冷	

日常保健

1. 起居有常，生活作息正常，避免吹風受寒。
2. 保持心情舒暢，避免精神刺激。
3. 進食速度不宜過快。
4. 吃飯時不說話，可避免打嗝。

腹瀉

中醫病名　泄瀉

西醫病名　急、慢性腸炎，激躁性結腸症，功能性腹瀉，腸功能障礙，大腸局部性腸炎，腸潰瘍

適合吃的水果　梅子、芭樂、釋迦、石榴、奇異果、荔枝

梅子：止瀉，改善久瀉。

芭樂：番石榴含鹼性澀味，能降低胃酸、止腹瀉。

釋迦：止腹瀉。

石榴：抑菌止瀉，可改善腹瀉久痢。

奇異果：健脾止瀉，改善腹瀉。

荔枝：健脾止瀉。

病因

可分為病理性或是生理性腹瀉兩種，其中又以生理性所引起的腹瀉較為常見，如飲食過量、喝太多冷飲等。只要各方面飲食稍不留意，便易造成腸胃的不適而導致腹瀉，這種腹瀉只須在飲食上多加小心，即可避免再次發生。

另外，有些人一緊張就會想要上廁所，如學生遇到考試，或上班族工作壓力太大，或須上臺做簡報時，也都極易有腹瀉的情形產生。

如果情況再惡化，腸子變得相當敏感，一遇到刺激便想往廁所裡跑，一天可以來回好幾趟，但前往醫院做診斷，甚至做了大腸鏡檢查，卻都沒有什麼特別的問題，而服用西藥雖然可以止瀉，但停藥之後卻又極易復發，反反覆覆下來，患者多半不堪其擾。這樣嚴重的情況，就可能是罹患大腸激躁症。

還有一種腹瀉要特別注意，當發作時伴隨著嘔吐、劇烈腹痛或發燒時，得趕緊前往醫院接受醫師的診察，判斷是否為急性腸胃炎或食物中毒，切勿輕忽了事，以免造成遺憾。

症狀分類

中醫將腹瀉分成許多證型，排除暴飲暴食或誤食不潔之物的病史後，腹瀉與中醫的脾是最有關係的，中醫的脾與消化能力是有關係的。中醫的脾並不等於西醫的脾臟，脾虛會導致腸胃虛弱、運化水穀的功能（指消化食物的功能）下降，導致腹瀉。若伴隨情緒因素，則是中醫的肝鬱現象，腹瀉會因情緒緊張或壓力大時誘發發作。

飲食注意事項

1. 注意飲食衛生，勿食餿腐變質或不潔之物，以防損傷脾胃。
2. 勿過食生冷或肥甘厚膩、難消化的食物，或酒食無度，

腹瀉與適合的水果一覽表

分類	體質	症狀	適合的水果
脾虛證	腸胃原本就不好的人	腹瀉伴隨有消化不良、不思飲食、倦怠、腹脹	梅子、奇異果、芭樂、釋迦、石榴、荔枝
肝鬱證	情志不暢的人	腹瀉會因情緒緊張或壓力大時誘發發作	

使脾胃功能失調。

3. 飲用牛奶可能造成腹瀉，避免含有乳糖的食物。

4. 小心使用藥品，以免帶來腹瀉的副作用。

5. 避免飲用碳酸飲料。

日常保健

1. 夏季或梅雨季節，勿多貪涼露宿、冒雨涉水、久臥濕地，以防濕邪入侵、脾陽受困。

2. 注意情志因素，不要太緊張或壓力過大以免肝鬱乘脾。

3. 腹瀉期間，注意要臥床休息，心情舒暢，切忌煩惱。

4. 注意保暖，切勿受濕受涼，以免病情反覆或加重。

5. 飲食清淡，勿食油膩之物、不易消化之物，或生冷瓜果等。也須避免一次進食大量的食物。

6. 嚴重腹瀉時必須禁食，並且注意補充水分，以免脫水。

消化性潰瘍

中醫病名 胃痛、胃脘痛、腹痛、吐酸、吞酸、嘈雜
西醫病名 消化性潰瘍
適合吃的水果 蘋果、木瓜、梨子

蘋果：蘋果中所含的膳食纖維及果膠，有益於腸道健康。
木瓜：助消化。
梨子：保肝、助消化、促進食慾。梨子多食會傷脾胃，適量食用才可助脾胃。

病因

消化性潰瘍依照發生部位可分為胃潰瘍及十二指腸潰瘍。因胃或十二指腸的黏膜受到胃酸的傷害而有剝落現象，大部分患者會有上腹部疼痛症狀，

有些人會伴隨噁心嘔吐、食慾不振、胃脘燒灼感、饑餓痛、便祕或腹瀉等症狀。

消化性潰瘍嚴重者會有胃穿孔、胃出血的情形，若有解黑便的症狀，必須緊急就醫診治。造成消化性潰瘍的原因有很多，主要原因有：

1. 遺傳。
2. 氣候：好發於秋冬，冬春季節交替時。
3. 情緒：好發於壓力大時。
4. 飲食：刺激性、重口味的食物。
5. 藥物：服用消炎、止痛藥。
6. 感染幽門螺旋桿菌。

症狀分類

實驗顯示果膠對十二指腸潰瘍有幫助，富含果膠的水果有蘋果、木瓜，可依左頁表格症狀選擇適合的水果做搭配食用。

飲食注意事項

1. 吃飯要細嚼慢嚥，且心情要放鬆，飯後要略作休息再開始工作。
2. 吃飯要定時定量。
3. 少量多餐，除三餐外，並於上、下午及睡前各加1次點心。
4. 食用溫和飲食，即無刺激性、低纖維質、易於消化，具有足夠營養的飲食。
5. 每餐進食中最好都含有蛋白質豐富的食物，如：魚類、瘦肉等，不要純吃澱粉類的食物。
6. 食物烹煮的方法應以蒸、煮、燉或製成糊泥狀較易消化，避免煎烤炸辣。
7. 實驗顯示果膠對十二指腸潰瘍有幫助，而富含果膠的水果有蘋果及木瓜。

消化性潰瘍合併症狀及適合食用水果一覽表

症狀	適合的水果
呃逆、噁心、反胃	枇杷、柚子、檸檬、山竹
食慾不振	奇異果、鳳梨、蘋果、番茄、柚子、檸檬、枇杷、草莓、百香果、木瓜、金橘
腹瀉	奇異果、梅子、荔枝、芭樂、釋迦、石榴
便祕	香蕉、桑椹、桃子、西瓜仁、梨子、甘蔗、火龍果、酪梨、百香果

避免食用的食品

1. 調味乳、煉乳等。
2. 煎蛋、滷蛋。
3. 未加工的豆類，如：黃豆、紅豆、綠豆、蠶豆等。
4. 過老或含筋的肉類，如：牛筋、蹄筋。
5. 糯米及其製品。
6. 蔬菜類中纖維粗的蔬菜，如：竹筍、芹菜等。蔬菜的梗部、莖部和老葉。
7. 辣椒、胡椒、蒜、咖哩、沙茶醬、芥茉等刺激性調味料。
8. 甜點如甜餅乾、紅豆湯、綠豆湯、點心等。
9. 肉汁如雞湯、濃排骨湯等。
10. 油炸食物。
11. 烤製食物如烤雞的皮。
12. 濃茶、咖啡、酒等刺激性飲料。
13. 核果類如炸腰果、核桃、花生等。

日常保健

1. 避免熬夜、生活規律。
2. 避免壓力及情緒緊張。
3. 注意溫度變化、身體保暖。
4. 避免抽菸、飲酒。
5. 病情較重當臥床休息，防止一切精神刺激，並注意保暖，避免受寒著涼。
6. 平時避免吃消炎或止痛類藥物。
7. 對於合併嘔血或便血，應隨時注意出血量的多少及其顏色，特別是注意大便顏色的改變。

便祕

中醫病名　便祕，大便難，脾約，大便燥結，腸結
西醫病名　便祕
適合吃的水果　香蕉、桑椹、桃子、西瓜籽仁、梨子、甘蔗、火龍果、酪梨、百香果

香蕉：潤腸通便，能促進排便順暢，改善便祕，痔瘡出血。
桑椹：潤腸通便，適用於老人腸燥便祕。
桃子：生津止渴、助排便，改善腸燥便祕。
西瓜籽仁：潤腸，可改善便祕。
甘蔗：利小便、通大便。
火龍果：生津止渴、清熱涼血、通便利尿。有利於改善便祕、痔瘡。
酪梨：含油脂，可通便。

百香果：清腸開胃，除油膩、幫助消化。改善便祕。

梨子：保肝、助消化、促進食慾。梨子多食會傷脾胃，適量食用才可助脾胃。

病因

便祕可分為功能性及器質性便祕，其中又以功能性便祕較為常見。如果常因為偏食、飲水不足、環境改變或壓力而造成好幾天才排便一次，久而久之，便易形成習慣性便祕。其實，老人家也常有便祕的困擾，多半是由於年紀大、體質較差，或牙齒不好進食較不方便，使得營養失衡，進而引發便祕。除此之外，保持運動的習慣也是很重要的，不論年輕與否，只要缺乏運動就會使腸蠕動變差，造成排便不易，因此長期臥床或久坐的人，也較易罹患此症。

而器質性便祕則是因為大腸沾黏或有病變而阻塞腸道所引起的，這種便祕必須請醫師加以診治。

症狀分類

中醫所談的便祕簡單可分成「實祕」和「虛祕」兩種。一般來說平時喜歡吃辛辣厚味、油炸食品的人，或者是身體壯實燥熱的人，腸胃容易積熱，導致大便乾結不易出，這種情形即屬於實祕。而老年人的便祕常因氣血不足、陰津虧損，或腸道濕潤度不夠再加上身體較虛弱，導致雖有便意，但一進到廁所，卻努力許久也解不出來，這就是屬於虛祕，長期服軟便劑或瀉藥並無法根本解決問題，必須多方面調養才可獲得改善。

飲食注意事項

1. 勿過食辛辣厚味，或飲酒無度。
2. 宜多食清淡，如新鮮蔬菜等。

便祕症狀及適合的水果一覽表

分類	體質	症狀	適合的水果
實祕	身體壯實燥熱的人	大便硬、數日解便 1 次、口乾舌燥	香蕉、西瓜籽仁、梨子、甘蔗、火龍果、百香果
虛祕	老年人、身體虛弱的人	雖有便意，但到廁所，卻努力許久也大不出來，大便或硬或軟	酪梨、桑椹、桃子、百香果

3. 多吃含高纖維質的蔬菜和水果，例如：菠菜、地瓜葉、蒟蒻、香蕉等。
4. 避免燒、烤、炸、辣、乾酪、巧克力、馬鈴薯等容易造成便祕的食物。

日常保健

1. 養成每日固定時間排便的習慣。
2. 早晨起床可喝1杯溫開水，以利排便。
3. 多運動，每天至少走路30分鐘、至少飲用1.5公升以上的水，且少量多次。
4. 便祕患者可在腹部以肚臍為中心，做順時針方向按摩。
5. 情緒安定，戒憂思鬱怒，以免火氣太大。
6. 虛祕患者，氣血虛弱，或年老，或產後，或虛羸已極（指身體已經很虛弱的狀態），排便時採坐式便器為宜，勿臨廁久蹲，或太用力大便。
7. 經常性便祕患者，不應養成服藥通便的依賴性。應從多方面調治，如搭配全身的運動、腹部的按摩，隨時保持心情舒暢，多食蔬菜及潤腸之物，定時排便等，均有利便祕的改善。

三高疾病

高血壓

中醫病名　眩暈，頭痛，心悸，怔忡，胸痺，喘證，水腫

西醫病名　高血壓，自發性高血壓，續發性高血壓

適合吃的水果　柿子、百香果、蘋果、梨子、香蕉、番茄、番石榴、鳳梨

柿子：潤肺止咳、化痰、清熱生津、降血壓。

百香果：含鉀量高，可預防高血壓及心臟病。

蘋果：高血壓患者的輔助良果。

梨子：降血壓，改善高血壓引起的頭暈目眩。
香蕉：含鉀量高，可預防高血壓及心臟病。
番茄：含鉀，能預防高血壓。
番石榴：含鉀，可預防高血壓。
鳳梨：解暑除煩、生津解渴，有益於高血壓。

病因

高血壓顧名思義為血壓數值較高，正常的血壓為收縮壓139 mmHg以下，舒張壓在89 mmHg以下；確定性高血壓為收縮壓在160 mmHg以上，舒張壓在95 mmHg以上。血壓會隨著不同的情況而產生變動，如剛運動完或情緒緊張時，都會讓血壓升高，因此此時所測量到的血壓值會超過正常值，但並不代表真的有高血壓。

一般最常見的高血壓為「本態性高血壓」，續發性高血壓較為少見。本態性高血壓與遺傳息息相關，而血管硬化為一重要因素，這類高血壓無法徹底根治，只能長期依靠藥物來治療和控制；續發性高血壓則是因疾病而出現的伴隨性症狀，如腎臟疾病、甲狀腺機能亢進等都會使得血壓值升高，只要治療原本的疾病，高血壓就能得到改善。

高血壓若長期置之不理，易有併發症的產生，如眼底病變、心臟病變（心臟衰竭、心肌梗塞）、腎病變（腎功能不全、腎衰竭）等疾病，因此高血壓患者必須仔細接受醫師的診治，規律量血壓及服藥。

症狀分類

傳統中醫並沒有「高血壓」這個病名，而是散見於眩暈、頭痛、心悸，怔忡、胸痺、喘證、水腫這些病症裡。

高血壓症狀及適合食用水果一覽表

分類	症狀	適合的水果
痰濕型	頭重重的，胸悶，噁心，食慾差，吃得少，喜眠	柿子、鳳梨、百香果、蘋果、梨子、香蕉、番茄、番石榴
腎精不足	精神不佳，健忘，腰膝痠軟，耳鳴	
肝陽上亢	眩暈，耳鳴，頭痛且脹，每遇煩勞或惱怒加重，面潮紅，容易發脾氣，睡眠品質不好，容易做夢	

飲食注意事項

1. 少食肥膩之品，如豬腳、油炸食品等。少油、少鹽、少糖。
2. 減少喝酒。喝酒和高血壓的關係極為密切。
3. 平日可多攝取對高血壓有益處的食物，如：新鮮蔬果、五穀類食物等。

日常保健

1. 避免精神刺激。
2. 戒除抽菸等不良嗜好。
3. 節制房事，避免過勞。
4. 應定期檢查血壓，以利早發現、早治療，防止中風。
5. 加強體育鍛鍊，做到持之以恆，以維持理想體重。
6. 在發作期間，應密切注意有無神志（指神經系統及精神神智狀態）方面的症狀，如有口眼歪斜、手足無力、神智不清等症，若有則應考慮有發生中風的可能。

糖尿病

中醫病名　消渴，消癉

西醫病名　糖尿病，Ⅰ型糖尿病，Ⅱ型糖尿病

適合吃的水果　柚子、酪梨、番茄、蓮霧

柚子：解酒毒、降血糖。

酪梨：不甜，熱量適中，糖尿病患者可食。

番茄：健胃消食、生津止渴。甜度低，糖尿病患者可食。

蓮霧：甜度低，糖尿病患者可食。

病因

糖尿病一般沒有太多明顯易察的症狀，往往病患在「三多」（吃多、喝多、尿多）症狀出現後，才會想到去醫院檢查，或是在身體檢查時得知自己血

糖偏高，才知道自己已罹患糖尿病。值得注意的是有家族病史的人，要時時留意自己是否也有這樣的遺傳。

西醫認為糖尿病是一種內分泌異常，若飯前空腹抽血，血糖值大於140 mg/dl，飯後2小時內的血糖值大於200 mg/dl，就極可能是罹患了糖尿病。

而中醫將糖尿病歸納在「消渴」的範圍內，可分為上消、中消、下消。糖尿病患若血糖升高不降，先是出現如尿多、口渴、饑餓、疲勞等簡單的症狀，繼而容易併發視力模糊、抵抗力低、傷口不易癒合，或肢體手腳易麻木、腎臟血管障礙、血管硬化引發腦中風、心肌梗塞等嚴重的併發症。

症狀分類

中醫將之歸納在「消渴」的範圍內，可分為上消、中消、下消，依病程及體質的不同有不同的治療方式，不過在水果方面則沒這麼多分類。

飲食注意事項

1. 平日應多飲用溫熱開水：患者體內容易出現血液濃縮狀態，多喝水能夠避免這個現象。若是長期喝冰水的話，容易造成腸胃機能不佳，對於長期治療會造成不利的影響。水分的攝取量以人體體重每公斤50毫升計算。
2. 取用食物時需細嚼慢嚥：吃東西太快容易造成腸胃負擔，胰臟的胰島素分泌容易失調，對胰臟維持血糖恆定功能會有不利影響。
3. 食物烹調忌用烤、炸、油炒：烤、炸、油炒容易讓食物變質，對身體的負擔增加許多，熱量也高，讓血糖控制變得困難，考慮多多採用燉、蒸及水煮的烹調方式。
4. 忌食酒類及麵食類：酒類容易造成肝臟及胰臟發炎，對糖分在體內的代謝造成干擾。麵食類（如麵包、饅頭、包子、麵條、油條、餅乾等）容易造成身體內高血糖狀

糖尿病及適合的水果一覽表

分類	症狀	適合的水果
上消	口渴飲多	柚子、酪梨 番茄、蓮霧
中消	吃多，稍微飢餓就全身無力，形體消瘦	
下消	尿多，頻尿，尿渾濁，或清長如水，腰膝痠軟	

態，血糖的控制也會變得不穩定。以上兩者皆應嚴格禁食。

5. 太甜的水果不宜食用，如龍眼、棗子、西瓜、甜瓜等。

日常保健

1. 養成運動的好習慣。每周最少應有3次運動時段，運動方式不拘，但不宜過度激烈，每次運動時間應至少維持30分鐘。
2. 避免長期緊張思慮，注意調節勞逸，久事伏案用腦者，要注意體力活動。
3. 節制房事。

高脂血症

中醫病名　膏脂、肥胖、多濕、多痰、痰濕

西醫病名　單純高膽固醇血症、單純高甘油脂血症、混合性高脂血症、高乳糜粒血症

適合吃的水果　檸檬、蘋果、蓮霧、奇異果、紅棗、百香果

檸檬：降低血脂、消炎作用。

蘋果：實驗顯示能降低膽固醇。

蓮霧：熱量低，又可滿足口腹之慾，可當減肥水果。

奇異果：可降血脂。

紅棗：據實驗研究紅棗可降低血中膽固醇及增加血清白蛋白，促進白細胞新陳代謝，提升C-AMP活性。

百香果：清腸開胃，除油膩、幫助消化。

病因

一般而言，大部分的高脂血患者沒有明顯的症狀表現，大多數的人是接受抽血檢驗後，才知道自己血中膽固醇或三酸甘油脂高於正常標準。

研究發現，高脂血症和心血管疾病的發生有絕對的關係，還會引起繼發性的其他全身疾病，如動脈硬化、糖尿病、肥胖症、脂肪肝等。而血脂肪主要指的是膽固醇及三酸甘油脂，其中膽固醇正常值為130～200 mg/dl，三酸甘油脂正常值為男性50～200 mg/dl、女性35～165 mg/dl，值得注意的是，因為每家醫院檢驗試劑不同，所以數據會有一點差異。只要數據在該醫院屬於正常範圍就沒問題了！

古代中醫並沒有「高脂血症」的名稱，中醫對高血壓症的看法屬於「痰濁」、「血瘀」的範圍，治療以化痰濁、活血化瘀為主。

其實，人體血脂的增高，主要原因是攝取過多的含脂肪或含高膽固醇食物，或營養不均衡，都會讓血脂無法正常的代謝或排出。此外，高血壓、肥胖、嗜菸酒、糖尿病及有家族遺傳的人都是高脂血症的危險群。

由於高脂血症早期沒有明顯的徵候，加上現代的人飲食習慣的改善，很容易有高脂血症的情形發生，建議定期進行健康檢查，以留意自己是否有血脂偏高的情形。

症狀分類

古代中醫並沒有「高脂血症」的名稱，中醫對高血壓症的看法屬於「痰濁」、「血瘀」的範圍，治療以化痰濁、活血化瘀為主。

飲食注意事項

1. 選用瘦肉：瘦肉旁附著之油脂及皮膚應全部切除。瘦肉中亦含有一些肉眼看不見的油脂，選擇瘦肉時應按脂肪含量多寡依次選用：去皮雞肉、魚肉（不含魚腹肉）、去皮鴨肉、牛肉、羊肉、豬肉。

高脂血症狀與適合食用水果一覽表

分類	症狀	適合的水果
濕濁	頭重，身重，胸悶，噁心，腹脹，喜眠，大便軟粘，小便色黃	檸檬、蘋果、蓮霧、奇異果、紅棗、百香果
血瘀	頭重痛，胸悶痛，身體易疼痛，舌下有瘀點	

2. 烹調時應多利用清蒸、水煮、清燉、烤、滷、涼拌等各種不必加油的烹調方法，並可多利用刺激性低的調味品（如：糖、醋、花椒、八角、五香、番茄醬、蔥、蒜）或芶芡，以補充低油烹調的缺點及促進食欲。
3. 禁用油炸方式烹調食物，如用煎、炒方式製作時，以選用少量的植物油為宜。肉類滷、燉湯時，應於冷藏後將上層油脂去除，再加熱食用。
4. 如在外用餐，應盡量選擇清燉、涼拌的食品。
5. 食物的選擇要均衡，以充分供給各類的營養素，可增加五穀根莖類、水果類、脫脂奶粉等食物，以補充因脂肪受限制而減少的熱量。
6. 不必禁絕吃蛋黃，但一周最好不要超過三個。
7. 攝取豆類，例如菜豆、扁豆、皇帝豆、大豆、黑眼豆、斑豆等，可有效降低膽固醇。
8. 攝取燕麥、玉米糠可有效降低膽固醇。
9. 菸鹼酸、維他命C、維他命E及鈣可以降低膽固醇含量。
10. 茶裡的鞣酸有助於控制膽固醇。

11. 減少咖啡攝取量。
12. 攝取較多粗纖維，可增加膽固醇的排泄。
13. 適合吃的蔬菜：大蒜、金針花、黃瓜、綠豆芽、茄子、香菇、黑木耳、海帶、紫菜、金針菇、竹笙、蘆筍。

日常保健

1. 注意體重。
2. 多運動可以減少動脈裡脂肪的堆積，也能夠提升三餐飯後消除血中脂肪的能力。
3. 勿抽菸。
4. 放鬆心情。
5. 平時應注意保暖，避免感受風、寒、濕、冷。

心、肝疾病

心臟病症狀

中醫病名 心痛、厥心痛、真心痛、胸痺、胸痛

西醫病名 冠心病（冠狀動脈性心臟病）、狹心症、心肌梗塞

適合吃的水果 紅棗、草莓、奇異果

紅棗：據實驗研究紅棗可降低血中膽固醇及增加血清白蛋白，促進白細胞新陳代謝，提升 C-AMP 活性。

草莓：防治動脈硬化、冠心病。

奇異果：可降血脂，對冠心病有幫助。

病因

提供心臟血液循環的動脈稱為冠狀動脈，冠狀動脈主要有3條，當其中的任何一條發生痙攣或變狹窄時，就會無法提供心肌細胞足夠的氧氣，這時就稱作冠心病（冠狀動脈性心臟病），而心肌細胞因為供氧不足而受損甚至壞死，則稱為心肌梗塞。

早期輕微的冠心病並沒有明顯的症狀，僅少數人會有心絞痛、心律不整、頭暈、呼吸喘促、胸悶等症狀，因此時常會被忽略，一旦發作急性心肌梗塞時，會有較明顯的不舒服症狀，如急性胸痛、冒冷汗、胸痛上連下巴或左肩及左手臂內側。

由於急性心肌梗塞具有高度的危險性，患者有可能因為急性心臟缺氧而導致心臟跳動出了問題，嚴重者會突然死亡，所以要小心避免。因為心臟是身體的一個重要器官，心肌梗塞有其危險性，所以我們平時就必須留意其好發因子。

冠心病具有遺傳性，如父母罹患冠心病，子女患病機會也較高，高血壓、糖尿病患者也易得冠心病，高膽固醇飲食、愛吃高脂肪食物及肥胖者也必須多加注意，因罹患冠心病的機率較高。

症狀分類

中醫將冠心病歸納在胸痺、心痛、真心痛這個範圍，以膻中（兩乳中點）或左胸反覆發作疼痛為特點，病情容易虛實夾雜，變化多端，若出現心胸劇痛，伴隨氣短喘息，四肢不溫，神識不清，則稱為「真心痛」，類似現代醫學的急性心肌梗塞，就屬於危重症候。這裡僅將重要的證型於下方表格列出。

飲食注意事項

冠心病患者適宜攝取多維生素、多植物蛋白、多纖維

心臟病症狀及適合食用水果一覽表

分類	症狀	適合的水果
氣滯血瘀	胸痛如刺，痛有定處，胸悶	紅棗、草莓、奇異果
痰濁閉阻	胸悶痛，氣短痰多，易咳喘	
陽氣虛弱	心悸，胸悶痛，氣短，氣促，腰痠，怕冷，四肢冰冷，面色蒼白	

素食品、低脂肪、低膽固醇、低鹽類食物。

1. 多食用植物蛋白，如豆製品及複合碳水化合物（如澱粉），少吃單純碳水化合物（如果糖、蔗糖、蜜糖及乳糖）。
2. 多吃富含維生素C的食物，因維生素C可促使膽固醇羥基化，從而減少膽固醇在血液和組織中的蓄積。
3. 多吃高纖維食物，因高纖維食物不易被腸胃道消化，可改善大便習慣，增加排便量，使油脂於糞便中即時排出，從而降低血中膽固醇含量。
4. 多吃水產海味食物，如海帶、海蜇、紫菜、海藻等。這些產品中都是優良蛋白質和不飽和脂肪酸，還含有各種無機鹽。此類食品具有阻礙膽固醇在腸道內吸收的作用，另外中醫認為這些食物具有軟堅散結之效果，經常食用可軟化血管。
5. 吃低鹽飲食，因食鹽中的鈉會使血壓升高，而高血壓對冠心病不利。
6. 吃植物油，如大豆油、菜油、花生油、麻油等。
7. 忌食高脂肪、高膽固醇食物，動物油脂如豬油、牛油、羊油、魚肝油，動物內臟如豬腦、牛腦、豬腰、豬肚、豬肝、羊肝，及雞蛋黃等。含有飽和脂肪酸較多的動物性食品，如豬肉、牛肉、羊肉、雞肉等也應適當忌食。

8. 忌多食單糖食品，如葡萄糖、果糖，因單糖在體內會轉化為脂肪而存積。

9. 忌吸菸喝酒，經常吸菸嗜酒往往成為脂質代謝紊亂的誘因，會促進肝臟膽固醇的合成，引起血漿膽固醇及三酸甘油脂濃度的增高。（吸菸者發生心肌梗塞危險性比不吸菸者高 2～6 倍）

10. 忌飲食過多過飽，切勿暴飲暴食，過飽會加重心臟負擔，肥胖者容易患動脈粥狀硬化症。

11. 忌食白酒、忌菸、忌過鹹多鹽物品與濃茶、濃咖啡。

日常保健

1. 作常規性的例行心臟檢查。

2. 積極處理危險因素：如高血壓、糖尿病、膽固醇過高，從速更正及治療。

3. 停止吸菸。
4. 調整及改良適當的生活和飲食習慣。
5. 要有適當之時間休息、消遣和運動，保持理想體重。

肝炎

中醫病名　黃疸，脅痛，瘟黃

西醫病名　病毒性肝炎，病毒性肝炎A、B、C、D、E型肝炎，慢性肝炎，酒精性肝炎

適合吃的水果　李子、紅棗、梨子

李子：中醫古籍紀載：「肝病宜食李」，有肝病的人適合吃一點酸酸的李子來調理身體。

紅棗：根據研究顯示紅棗含有三帖類化合物的成分，具有抑制肝炎病毒活性的功效，因此本身為慢性肝炎帶原者，在日常生活中不妨吃些紅棗來保養肝臟。

梨子：保肝、助消化、促進食慾。

病因

肝炎指的是肝臟的炎症變化，能引起肝炎的原因很多，如B型、C型肝炎。而肝炎可以分為病毒性肝炎、非病毒性肝炎兩種類型。病毒性肝炎又可主要分為七種，即A、B、C、D、E、F、G型肝炎，是由病毒感染所導致；非病毒性肝炎，包含病原微生物、原蟲、寄生蟲的感染、各種毒物及藥物對於肝臟引起的傷害。

臨床上肝炎可分急性肝炎、慢性肝炎及重型肝炎，而急性肝炎會有許多不舒服的症狀，如疲倦、食慾不佳、黃疸、茶色尿及上腹部疼痛、噁心等症狀，必須緊急就醫治療；慢性肝炎沒有特別的病徵，必須注意追蹤，可定期安排肝功能及腹部超音波的檢查，避免肝硬化及肝腫瘤的發生。

症狀分類

中醫並沒有肝炎這個病名，不過中醫學者對肝病作了許多研究，中醫師會根據每個人體質的差異給予不同的治療，唯民間流傳許多治療肝炎的方子，大多屬於降肝火中草藥，此屬於清熱解毒之劑，體質虛寒者必須小心服用，若一味尋求偏方只是更傷肝罷了。

飲食注意事項

1. 均衡營養：一般以高熱量、高蛋白質、高維他命、低脂肪為原則。發病初期以少油為主，糖量可適當增加，但不宜過多；恢復期可增加蛋白質食品，肥胖者需注意控制油脂和糖分攝取。
2. 少食油膩：肝病患者因膽汁分泌障礙，對油脂類及脂溶性維生素的吸收不良，所以不能過食油膩。
3. 少量多餐：肝病病人消化吸收功能較弱，少量多餐，可減輕腹脹、噁心等腸胃道症狀，也可減低肝臟負擔，有利於肝細胞恢復。

肝炎症狀及適合食用水果一覽表

分類	症狀	適合的水果
肝膽濕熱	口苦、胸悶、食不下、噁心、嘔吐、目黃、身黃、小便黃	李子、紅棗、梨子
肝氣鬱結	肋骨下方的區域悶悶脹脹的、情志不暢、噯氣、胸悶	

4. 適宜食物：清燉且易吸收之食品與新鮮蔬果。如豬肚、瘦肉、蛤蜊、蓮藕、紅蘿蔔、青色葉菜類、牛乳、雞蛋、梨子等。
5. 禁忌食物：火爆油炸物，如香腸、臘肉、油條；化學合成物，如食品罐頭；多油膩食物，如肥肉、動物皮。
6. 烹調食物：不宜過鹹，尤其肝硬化、腹水的患者應以低鹽食物為主。
7. 中醫保健：在急性發作期，可以玉米鬚燉蚌肉、茵陳蛤蜊肉湯為食療。患者常自行購買以保肝及提昇人體免疫力的藥品，其品質好壞相差懸殊，且有其特殊的適應條件，故需遵照醫師指示服用。
8. 進食應注意：每口飯嚼多次（約60～70次），飯菜分別入口，進食時間應30分鐘以上。每日當中的一餐以粗糧素食（少油膩）、不吃動物脂肪為主。

日常保健

1. 保持精神舒暢：古人認為「怒傷肝」，尤其肝病患者精神上的壓力都很大，容易情緒緊張、憂鬱發怒，這對病情的發展是一種惡性循環。

2. 保持充分休息：早睡是保肝的要件之一，適當的臥床休息可以減輕肝臟負擔，並能為肝臟輸送更多的營養，促進肝細胞再生和肝功能恢復。

3. 避免房事過度：性生活過度，不但損傷腎精，使人常有頭暈腰痠、耳鳴失眠、心悸健忘等不適，也會使肝病患者的肝區疼痛、疲乏無力、納差噁心（指食慾降低，噁心反胃）等症狀加重。

4. 遠離酒精：肝功能異常會使人體對酒精代謝能力降低，而且酒精的代謝產物會進一步地破壞肝細胞。

5. 嚴禁濫服藥物：肝臟是藥物代謝的主要器官，也最容易遭受到藥物的損害。因此，勿輕信廣告，亂服所謂的保肝藥、祕方、偏方，否則反而會增加肝臟的負擔，造成不必要的傷害。

6. 及時就醫診治：定期的驗血及超音波檢查，對於病情的追蹤及醫師的處方用藥都會有幫助，與醫師密切配合，是最好的治療選擇。

泌尿科疾病

泌尿道感染

中醫病名　淋證，熱淋，小便澀痛，小便刺痛

西醫病名　泌尿道感染，尿道炎，急、慢性膀胱炎，腎盂腎炎

適合吃的水果　甘蔗、西瓜、楊桃、奇異果、檸檬

甘蔗：利小便、通大便。

西瓜：清熱解暑、生津利尿、治口破及口腔炎，改善暑熱引起的咽喉痛，口破，舌破，牙痛。

楊桃：利小便，改善小便熱痛。

奇異果：利小便、治小便澀痛。
檸檬：利水消腫，防治泌尿系統結石。

病因

泌尿道感染的症狀以頻尿、尿痛和膿尿等小便異常的表現為主要特徵。此外，排尿時有燒灼感、尿急、下背部疼痛、血尿、腹痛不適、寒顫、嘔吐及腰痛等現象，都可被懷疑有泌尿道感染的問題，而這種情形在中醫稱為「淋症」。

泌尿道感染起病突然，約半個小時左右就想排尿一次，尿道灼痛、澀痛，尿色較混濁。好發於女性，因女性尿道較短，且開口和陰道、肛門較近，容易受糞便裡的細菌感染。有泌尿系統結石的人也容易發生泌尿道感染現象，這時就必須兩者皆診治才有辦法根本解決問題，也才不會反覆感染。有泌尿道問題者可進行簡單的尿液檢查，以便進一步判斷是否為泌尿道的感染，除了藥物治療外，自己也必須多補充水分，藉由排尿來沖淡細菌。

症狀分類

泌尿道感染屬於中醫淋症中的「熱淋」。有泌尿系統結石的人，也容易發生泌尿道感染現象，這就屬於中醫淋症中的「石淋」。

飲食注意事項

飲食宜清淡，忌肥甘香燥、辛辣之品。

日常保健

1. 平時多喝水，少憋尿。
2. 感染時也要多喝水以增加排尿，可改善感染。
3. 房事前後注意衛生。
4. 泌尿道感染時禁房事。注意適當休息，保持心情舒暢。
5. 女性要保持會陰部清潔。注重個人衛生，穿著棉質內衣

泌尿道感染症狀及適合食用水果一覽表

分類	症狀	適合的水果
熱淋	小便刺痛、灼熱感，頻尿但每次的尿量少，尿色深黃，或伴隨有腰酸、發燒的現象	甘蔗、楊桃、西瓜、奇異果
石淋	尿中夾有砂石，小便艱澀，尿時疼痛或突然中斷	楊桃、檸檬

褲，較容易保持乾爽潔淨，但勿清潔過度。

6. 排便後，由前向後擦拭肛門，可預防感染復發。

7. 膀胱感染患者一旦出現血尿、下半部背及腰窩疼痛、發燒、噁心或嘔吐時，應該趕快看醫生做積極的治療。

排尿困難、小便不利

中醫病名 癃閉

西醫病名 急、慢性膀胱炎，膀胱功能障礙，尿路結石，尿路腫瘤，攝護腺增生，攝護腺炎，小便滯留，水腫，腎炎，腎功能不良

適合吃的水果 楊桃、奇異果、椰子、甘蔗、葡萄、西瓜、蓮霧、檸檬

楊桃：利小便，改善小便熱痛。

奇異果：利小便、治小便澀痛。

椰子：椰子水性涼，有止渴、利小便、清涼消暑的作用，可改善煩渴，尿少，浮腫。

甘蔗：利小便、通大便。

葡萄：利小便，改善浮腫。

西瓜：清熱解暑、生津利尿、治口破及口腔炎，改善暑熱引起的咽喉痛，口破，舌破，牙痛。

蓮霧：會利尿。

檸檬：利水消腫，防治泌尿系統結石。

病因

排尿困難、小便不利指的是排尿不順，或是有尿意但卻排少量的尿液。形成排尿困難的原因很多，如感冒、發燒、中暑、在烈日下工作或腹瀉等原因，都有可能造成小便短少的情形。可於此時多喝水，以及進食有利尿作用的食物，如冬瓜、大豆、玉米鬚、紅豆等，很快就可恢復正常排尿。

腎臟、輸尿管、膀胱、攝護腺、尿道，任何環節出問題，都可能會有小便不順的毛病。中年以後的男性若出現排尿困難、排尿中斷、尿滴答解不乾淨或有餘尿感、經常夜晚起床小便等症狀，就有可能是攝護腺出問題，必須接受泌尿科醫師的診療。反之，若為排尿有劇痛感、頻尿但尿量卻不多，則有可能為泌尿道感染或尿道炎，一般而言以女性較為好發，須至醫院就醫。

中醫則將之歸納在「癃閉」這個範圍。中醫認為正常人小便的通暢有賴於三焦氣化的正常。又與肺、脾、腎三臟有關，所以小便不利必須詳辨虛實及臟腑的不同。

症狀分類

很多原因都會引起小便不利，將之分類於下表。

飲食注意事項

1. 忌鹽，才不會使水分滯留體內。
2. 若無特殊病因，則可吃些幫助排尿的食

排尿困難、小便不利症狀及適合食用水果一覽表

分類	症狀	適合的水果
單純小便量少	排尿不順，或是有尿意但卻僅排少量的尿液	奇異果、椰子汁、蓮霧、西瓜、甘蔗
泌尿道結石	尿液中夾有砂石，小便艱澀，尿時疼痛或突然中斷	楊桃、檸檬
腎炎水腫	排尿量少，下肢水腫，腰部酸痛，敲之作痛	葡萄、西瓜皮
泌尿道感染	頻尿、尿痛和膿尿等小便異常的表現	甘蔗、楊桃、西瓜、奇異果

物，如冬瓜、大豆、玉米鬚、紅豆等。

3. 盡量避免酒精、辛辣等刺激物。

日常保健

1. 尋找小便不利的病因，依病因做正確的醫治。
2. 不要常憋尿。
3. 若小便困難被診斷為攝護腺增生，當症狀開始影響日常生活時，就應該找泌尿科醫師尋求積極治療。

婦科疾病

月經失調

中醫病名　月經先期，月經後期，月經先後不定期，月經過多，月經過少

西醫病名　月經異常，月經周期不規則，月經量異常，月經量或次數減少，月經量或次數過多，排卵性出血，功能性子宮出血

適合吃的水果　梅子、桑椹、櫻桃

梅子：止瀉，改善久瀉。味酸，具收斂的作用。

桑椹：養血滋陰，治陰血不足所引起的頭暈目眩

櫻桃：含鐵量高，缺鐵性貧血食之有幫助。補中益氣，體質虛弱、疲勞倦怠、食量小者適合食用。

病因

正常的月經周期約為21～35天，經期大約3～7天左右，但實際情形依每個人的狀況而有些許的不同，例如：某位女性每隔21天來潮一次，不同於他人30天的周期，但每次時間點都大致規律的話，即表示她的月經周期為21天，並非月經提前，仍屬正常狀態。

月經失調可分為月經先期（周期短於21天）、月經後期（周期長於35天）、月經先後不定期（月經提前或延遲毫無規律性）、經量過少（經期1～2天即結束）、經量過多（暴量不止或經來10天仍不止）、經閉（月經不來）等情形。

引起月經失調最常見的原因為賀爾蒙分泌不正常，如月經初來、停經前、心理因素、體力上的壓力、其他內分泌系統問題（甲狀腺疾病）、性荷爾蒙分泌系統的腫瘤（多囊性卵巢、腦下垂體腫瘤、高泌乳激素、子宮內膜異位）等。當然除了荷爾蒙分泌不正常外，子宮肌瘤及其他卵巢、子宮、子宮頸的疾病也會讓月經失調。此外，若有月經失調的情形，可先至婦產科求診，以排除器質性病變，並加以治療。反之，若無器質性病變後，則可至婦產科或中醫婦科加以調經。

症狀分類

只要是未到更年期的成熟女性，每個月都會有月經的來潮，而月經的正常與否往往反映了身體的健康，一旦有不適的症狀出現，建議至醫院尋求醫師的協助，勿聽信偏方或不好意思就醫。

月經失調症狀及適合食用水果一覽表

症狀	適合的水果
月經淋漓不止，月經天數長，滴答不乾淨	梅子
月經先期（周期短於 21 天），且經量多	西瓜籽仁
月經後期（周期長於 35 天），且經量少	櫻桃、桑椹

飲食注意事項

1. 少吃鹹的東西，且不宜多攝取精緻糖、咖啡、巧克力、油脂等食物。
2. 不要食用辛辣、生冷的食物。

日常保健

1. 避免抽菸、喝酒。
2. 養成運動的習慣。
3. 不要熬夜。
4. 減重不宜過於劇烈，短時間快速減重容易造成月經失調。
5. 注意保暖不要受寒。
6. 情緒壓力不要太大，因為情緒也會使卵巢內分泌功能紊亂。

痛經

中醫病名　痛經

西醫病名　痛經症，經前緊張症候群

適合吃的水果　荔枝、龍眼、榴槤、百香果、紅棗

荔枝：養肝補血，改善神經衰弱，病後體虛的人適合食用。

龍眼：思慮過度引起的健忘、失眠、心悸、驚悸可食之。血虛可食。

榴槤：寒性體質者服之可活血散寒，改善腹部寒涼及腹瀉。女性虛寒者食用可緩解痛經。

百香果：安神補血。

紅棗：舉凡脾胃虛弱、容易疲勞、胃口差、容易腹瀉、面黃肌瘦、心煩、失眠、睡不好、高膽固醇血症、白血球減少者皆適合食用。

病因

痛經為月經來潮或經行前後，出現下腹疼痛的情形，為婦女特有且常見的症狀之一。痛經的發生大多數在經前或經行的第1～2天開始，待月經來後，疼痛才減緩或消失。其疼痛的部位不僅只侷限於下腹部，有時也會波及腰背部及大腿。

痛經可分為原發性痛經與繼發性痛經兩種，原發性痛經指的是無明顯原因的痛經，而繼發性痛經與月經來潮時，脫落的子宮內膜組織通過子宮頸時，使疼痛加重，如子宮內膜異位、子宮腔內沾黏、慢性骨盆腔炎及子宮後傾等有關。

典型症狀除了下腹痛之外，有的人還會伴隨著如乳房脹痛、噁心、嘔吐、腰痠、疲倦、腹瀉等不適，嚴重時甚至會影響日常的生活。痛經的發生與飲食、情緒及運動息息相關，經前喜食冷飲、情緒緊張、壓力大或平時缺乏運動的人更容易有痛經的症狀。

症狀分類

痛經在中醫可分成許多證型，有氣滯血瘀型、寒濕凝滯型和氣血虛弱型。有的人經血會夾雜有血塊，有的人小腹會冷冷的，熱敷可緩解疼痛；有的人腹部悶悶的伴隨有下墜感，必須根據每個人的表現不同，而給予不同的治療。痛經在中醫來說與肝氣鬱滯有很大的關係，壓力大或精神緊張等情緒因素都會使氣行不順，導致局部鬱血，讓經血排出困難，不通則痛。

飲食注意事項

1. 經前及經期不吃生冷食物，也不要吃冰。
2. 避免咖啡因，因此咖啡、茶、可樂等最好少喝。
3. 禁酒，特別是容易水腫的女性。

痛經症狀與適合的水果一覽表

分類	症狀	適合的水果
虛寒型	小腹會冷冷的，熱敷可緩解疼痛	龍眼肉、榴槤、紅棗、荔枝
氣滯血瘀型	經血會夾雜有血塊	百香果
氣血虛弱型	腹部悶悶的伴隨有下墜感，平時頭暈，疲倦	龍眼肉、紅棗、荔枝

日常保健

1. 腹部可熱敷以減輕疼痛。
2. 經期多休息，不要太勞累。
3. 平時適度運動。
4. 研究顯示痛經與情緒有某些程度的關係，所以必須調整情緒。

白帶

中醫病名　白帶，帶下

西醫病名　白帶，陰道炎，子宮頸炎

適合吃的水果　龍眼肉、荔枝、紅棗

龍眼肉：思慮過度引起的健忘、失眠、心悸、驚悸可食。血虛可食。

荔枝：養肝補血，改善神經衰弱，病後體虛的人適合食用。

紅棗：舉凡脾胃虛弱、容易疲勞、胃口差、容易腹瀉、面黃肌瘦、心煩、失眠、睡不好、高膽固醇血症、白血球減少者皆適合食用。

病因

由於陰道需要一些津液的滋潤，因而有白帶的產生。一般正常的生理性

白帶量不多，質清無色無味，唯獨在排卵期或月經來潮前量會稍多。而不正常的白帶，其質、量、顏色及氣味會有所變化，多數患者會感到底褲濕且有分泌物，以及不乾爽之感，白帶的顏色或白或黃，呈水或黏稠狀，或有腥臭味，有時也會伴隨著外陰部搔癢的症狀。

民間有一句俗話：「十女九帶」，這說明了白帶很常見於婦女，也造成不少困擾。根據白帶的顏色或品質可推測疾病的成因，其中大部分是感染所引起。如泡沫狀白帶有可能是感染滴蟲性陰道炎，豆腐渣樣白帶通常是黴菌陰道炎，而成黃白色黏稠乳酪狀可能是念珠菌感染，黃色白帶有帶膿則可能是細菌感染。白帶如帶有紅色，在排除月經即將來潮的可能性之後，則必須懷疑是否為惡性腫瘤。因此若有白帶不正常的現象，最好還是至婦產科尋求診治。

症狀分類

白帶與中醫的「濕」是最有關係的，中醫的理論認為濕流下焦，影響帶脈，而致帶下。中醫的濕有著纏綿不易去除的特質，也因此白帶在治療上通常無法快速根治，而且容易反覆發作，所以病患必須有恆心，而且設法改善體質因素才可獲得療效。

飲食注意事項

1. 忌任何冰品、冰涼飲料。
2. 忌食的水果類：冷性水果如西瓜、哈密瓜、香瓜、水梨、葡萄柚、柚子、椰子水、橘子、硬柿子、山竹、番茄。熱性水果如龍眼、荔枝、榴槤。
3. 忌蔬菜類：如白蘿蔔、大白菜、綠豆、苦瓜、黃瓜、絲瓜、冬瓜。
4. 忌辛辣物：如辣椒、胡椒、花椒、八角、大蒜、芫荽、蔥、沙茶醬。
5. 忌燥熱物及煎炸食物：如茴香、韭菜、肉桂、羊肉、炒花生、炸雞。
6. 忌刺激性食物：如醃漬品、咖啡、咖哩。
7. 忌菸酒及含酒食品：如人參酒、鹿茸酒等，食後會加重炎症充血。

日常保健

1. 內褲以棉質、寬鬆舒適為佳，以保持陰部的清潔乾爽。
2. 盡量不要穿褲襪、緊身褲。
3. 生理期間勤換棉墊。
4. 如廁後，以衛生紙擦拭時，應由前往後擦拭。
5. 房事前要喝水，房事後要排尿。
6. 暫時不要坐浴、洗三溫暖或泡溫泉。
7. 不要用肥皂或消毒劑清洗陰部。
8. 不要過度清洗陰道內，因會破壞陰道內的酸鹼值，導致異常黴菌的過度增生，反而會有白帶增加的現象。
9. 平日盡量少用護墊，有時用護墊反而較不透氣。若用護墊須勤加更換。

白帶症狀與適合的水果一覽表

分類	症狀	適合的水果
脾濕型	白色白帶，質稀水	荔枝、龍眼、紅棗
濕熱型	黃色白帶，質黏稠	

妊娠嘔吐

中醫病名　妊娠惡阻，子病，病兒，阻病

西醫病名　妊娠輕度嘔吐，妊娠之過度嘔吐，妊娠嘔吐伴有代謝性失調

適合吃的水果　甘蔗、芒果、枇杷、柚子、山竹、檸檬

甘蔗：滋養肺胃，降胃氣，改善反胃嘔吐。

芒果：能止暈止吐，會暈車暈船的人，可於行前吃一點芒果。

枇杷：增進食慾、幫助消化，止嘔吐、打嗝。

柚子：柚子可去除腸胃中惡氣，消食和胃（幫助消化）、理氣化痰。

山竹：改善乾嘔，適用於嘔吐而沒有吐出東西者。

檸檬：嘔吐、食慾不振可食用。

病因

妊娠後出現噁心嘔吐而阻礙飲食者，稱為「妊娠嘔吐」，中醫則稱之為「惡阻」。一般而言，孕婦出現嘔吐的現象，也就是俗稱的「害喜」，只要症狀輕微或不明顯，通常是不需要治療的；除非已經嚴重到無法進食、乏力倦怠、形體消瘦、脫水，乃屬於病態，必須及時治療，以免影響母親健康及嬰兒發育，甚至誘發其他疾病或導致流產。

妊娠惡阻一般出現在妊娠40天到3個月左右，3個月以後，症狀大多會減輕或自然消失，預後良好，少數個別病例由於症狀嚴重，需要特別診治。其病因可能是孕婦血中的促性腺激素濃度大增，抑制了胃酸的分泌與減低胃腸道的蠕動，以致飲食停滯於胃中，因而引起嘔吐。另一種原因可能是由於懷孕後整體機能活性升高，擾亂了大腦皮層與皮質下的正常相互關係，神經機能紊亂便易有嘔吐的現象。

妊娠嘔吐主要的臨床表現是稍一飲食即吐，或不食仍易吐，吐出物成泡沫狀黏液或膽汁。如果嘔吐日久，可能會因為缺乏營養而顯得消瘦、皮膚乾燥及面容憔悴。由於本病的發生與精神因素相關，特別是初產婦，應解除其思想上的緊張情緒，並正確面對生育問題。對於不喜歡聞的氣味要避免接觸，吃東西時宜緩慢進食，可依口味的偏好來進食。

症狀分類

中醫認為妊娠惡阻可分為脾胃虛弱和肝胃不合兩種證型。治療上必須注意飲食和情緒因素方可獲得改善。

飲食注意事項

1. 不宜多攝取辛辣、煎炸食品，如辣椒、胡椒、茴香、花椒、洋蔥、油條等，以免刺激腸胃，引發嘔吐。
2. 少聞油煙、魚腥、酸臭味。
3. 可依懷孕時的口味偏好，選擇自己喜歡的食物來進

妊娠嘔吐症狀與適合的水果一覽表

分類	症狀	適合的水果
脾胃虛弱	平時腸胃功能不佳，氣血不足，出現反胃想吐，或吃下即吐的現象	甘蔗、芒果、枇杷
肝胃不合	於妊娠初期嘔吐酸水或苦水，會伴隨胸悶、脅脹（肋骨區脹脹的感覺），噯氣嘆息，頭脹、頭暈，煩躁，口渴，口苦等症	柚子、甘蔗、芒果、檸檬、山竹

食。

4. 喝清澈的液體，如肉湯、開水、果汁。

5. 睡前吃點東西，可避免早上起床時血糖過低，同時可避免胃灼熱。

日常保健

1. 多休息，少勞動，但須適度運動。

2. 和姊妹或朋友分享經驗。

3. 保持心平氣和。

4. 若體重減輕，無論減輕多少，都應該看醫生。

5. 感到虛脫沒有尿意，或連續4～6小時完全無法進食時，請馬上就醫。

產後乳少

中醫病名　產後乳無汁，乳汁不行，乳少

西醫病名　泌乳不良

適合吃的水果　柳橙、木瓜

柳橙：可通乳，婦女乳汁不通者可食，乳房脹痛者亦可食之。

木瓜：助消化。青木瓜對通乳有幫助。

病因

產後乳少是指產後乳汁分泌不足，不能滿足小嬰兒生長發育的需要；產後缺乳是指產後乳汁分泌甚少乃至全無。產婦除了乳少或缺乳之外，常有一些全身不適的表現，如乳房脹滿、精神抑鬱、胸悶納差等，這是由於產婦的惱怒、憂鬱、悲傷等情緒波動，使大腦皮層受到異常刺激，進而通過

下丘腦對垂體分泌功能的影響，使催乳素分泌減少，乳汁分泌受到抑制。

中醫認為乳汁的正常分泌有賴肝氣的疏泄調達，如果產後情志不舒，肝氣鬱結，必然影響乳汁的分泌及排出。也有部分患者伴有面色蒼白，氣短乏力，食少便溏（指有食慾降低，輕微腹瀉之現象）等症狀，則為產後氣血虧虛所致，由於分娩造成的產創及出血，致使血脈空虛，元氣受損，乳汁無以化生，則產後乳少或缺乳。因此，產後脾胃之氣旺，則血旺必乳多，脾胃之氣衰，則血減而乳少。因此民間常用豬蹄赤豆湯來通乳，即此意義。

症狀分類

中醫將產後乳少主要分成肝氣鬱結及氣血虧虛兩型。

產後乳少症狀與適合的水果一覽表

分類	症狀	適合的水果
肝氣鬱結	乳房脹滿但乳汁不足，精神抑鬱，胸悶，納差	柳橙、木瓜
氣血虧虛	乳汁不足，面色蒼白，氣短乏力，食少便溏	

飲食注意事項

1. 多攝取產後適宜的食品，如蔬菜：紅蘿蔔、高麗菜、菠菜、紅菜、紅莧菜。水果：蘋果、芭樂、葡萄、木瓜、櫻桃。蛋白質：溫牛奶、雞肉、雞蛋、魚類、豬肚、豬肝、腰子、紅蟳、牡蠣。
2. 飲食宜淡不宜鹹，忌辛辣酸味以防耗血。
3. 不可因怕產後身材變形而不喝水，水分不足也會影響乳汁的分泌。
4. 可多喝魚湯、雞湯等營養湯飲，以增加乳汁的分泌。
5. 不可吃韭菜，韭菜會退乳。

日常保健

1. 正確的乳房護理，以保持乳腺的通暢，可於產後請護理人員指導。
2. 避免產後情緒失調，可從事休閒活動轉移注意力，抒解負面情緒。
3. 須有充足的睡眠。

小兒疾病

小兒疳積、營養不良

中醫病名　小兒疳積，疳積
西醫病名　營養不均衡，營養性消瘦
適合吃的水果　紅棗、蘋果、番茄、枇杷、木瓜

紅棗：舉凡脾胃虛弱、容易疲勞、胃口差、容易腹瀉、面黃肌瘦、心煩、失眠、睡不好、高膽固醇血症、白血球減少者皆適合食用。

蘋果：健脾開胃、生津止渴，清暑熱，除心煩。蘋果當中的蘋果酸

可刺激胃液分泌，幫助消化。

番茄：健胃消食、生津止渴。

枇杷：增進食慾、幫助消化，止嘔吐、打嗝。

木瓜：助消化。

病因

小兒疳積以中醫的角度來看，即指小兒體重不增或反而減輕，多半有面色萎黃無華、形體消瘦、毛髮焦枯、發結如穗、困倦神疲、目無光彩、乳食懶進、頭大頸細、脘腹脹滿及睡眠不寧等病症。換而言之，也可稱為營養不均衡。

不均衡的飲食將導致營養不良，一旦營養攝取不均衡，所缺乏的營養素濃度會降低，甚至產生異常代謝物，或影響酵素活性，使整體的代謝環路出現問題。身體的運作不能如常進行，進而產生一些相關性的症狀，如欠缺食慾、容易疲倦、體力不佳、莫名酸痛、注意力不集中、冷淡冷漠、容易激動、嗜睡或失眠等。而兒童如飲食未能全方位攝取，將易導致生長低下、免疫力降低，不僅對成長中的器官功能造成不良影響，也容易罹患慢性疾病。

在現今經濟豐足的社會看似不可能發生營養不良的現象，不過有營養不良狀況的卻大有人在，由於現代人的生活步調緊湊、忙碌，常忽略早餐，或長期外食、偏食，造成食物種類攝取過少。或食物冷凍貯存過久，導致流失原有的營養價值。不當的烹調方式，也會讓食物失去原味等諸多因素，都可能導致營養不良。

症狀分類

中醫將小兒疳積主要分成脾虛型與胃陰不足型。

小兒疳積及營養不良症狀適合的水果一覽表

分類	症狀	適合的水果
脾虛型	肚子脹，胃口差，不思飲食，食而無味，拒進飲食，形體瘦弱	番茄、紅棗、蘋果、枇杷、木瓜
胃陰不足型	口渴喜歡喝水或飲料，但不喜歡吃東西，皮膚乾燥，缺乏潤澤	

飲食注意事項

1. 飲食定時定量，攝取多種營養食材。
2. 避免攝取過多零食，甜品及飲料。
3. 盡量吃生鮮食物。
4. 小孩食量小，可採用少量多餐的方式來進食。
5. 少吃寒涼與冰冷食物：任何冰品、西瓜、香瓜、哈密瓜、水梨、葡萄柚、柚子、橘子、綠豆、白蘿蔔、大白菜、苦瓜、小黃瓜、絲瓜、冬瓜、可樂、汽水。
6. 少吃辛辣、燥熱、燒烤及油炸食物：辣椒、大蒜、沙茶醬、茴香、韭菜、肉桂、榴槤、醃漬品、咖哩、咖啡、巧克力。
7. 可多食清淡甘平易吸收食物：芭樂、蘋果、葡萄、柳橙、木瓜、空心菜、菠菜、紅蘿蔔、茼蒿、花椰菜、雞肉、魚肉、豬肉、排骨、豬小腸、雞蛋、牛奶、豆漿、米飯等。
8. 食物以清淡易消化為原則，避免過冷、過熱、刺激性、太甜、太油膩、難消化之食物。

日常保健

1. 平常要有適度的運動，營養吸收才會好。
2. 要早睡早起。

小兒遺尿

中醫病名　小兒遺溺，遺溺
西醫病名　小兒遺尿症，遺尿症
適合吃的水果　荔枝

荔枝：益胃縮小便，改善小兒尿床。

病因

小兒遺尿指的是在睡眠中小便自遺，即一般俗稱的「尿床」。5歲以上的兒童，如每月夜間尿床的次數大於兩次，便稱為遺尿。患者常會在不知不覺中滲出尿液，尿濕褲子、被子。

小兒遺尿發生的原因有很多，可能是發育較遲緩、內分泌失調（抗利尿激素分泌不足）、膀胱容積較小、喚醒功能失常、太過熟睡等。小兒若因為尿床而被責罵或處罰，對尿床不但不會有正面的作用，反而會易影響其心理，造成自尊心受損；反之若給予適當的安慰，睡前不過分飲水，尿床的現象將能獲得改善。

若小孩解尿有疼痛感，則必須格外注意，有可能遭受感染，此時宜就醫治療，以免延誤病情。

症狀分類

中醫將小兒遺尿症狀分為腎氣不足型、脾肺氣虛型、肝經濕熱型與心腎不交型。

小兒遺尿症狀及適合的水果一覽表

分類	症狀	適合的水果
腎氣不足型	每晚可多次尿床，尿清長味不重；平時在天氣寒冷時，小便次數多，面色蒼白，缺少光澤，神疲乏力，四肢發涼、怕冷，或下肢無力，智力較同齡兒童稍差。	荔枝
脾肺氣虛型	遺尿，少氣懶言，神疲乏力，面色萎黃，食慾不振，大便不成形，稍動就出汗。	
肝經濕熱型	夜間遺尿，其尿量不多，但味腥臊，尿色較黃，兼見性情急躁易怒，面赤唇紅，口渴好喝水。	
心腎不交型	夢中遺尿，睡眠不安，煩躁叫擾，白天多動少靜，或手足心發熱，形體消瘦。	

飲食注意事項

1. 少吃寒性食物，如冬瓜、西瓜、絲瓜、黃豆芽、綠豆芽、白菜、白蘿蔔及寒性水果，因為寒性食物有利尿的作用。
2. 睡前不要喝太多水。

日常保健

1. 養成睡前排尿的習慣。
2. 關心小孩平時壓力狀態，尿床時不給予太大的責罵。
3. 在臥室內安排備用品，讓小孩在尿床後可自行更衣或換床單，以免尷尬。
4. 以耐心與關心面對小孩尿床的情形。

其他疾病

貧血

中醫病名　眩暈，虛勞，萎黃，勞黃

西醫病名　鐵質缺乏性貧血，維生素 B_{12} 缺乏性貧血，葉酸缺乏性貧血，地中海型貧血，鐮刀狀紅血球貧血，遺傳性溶血性貧血，再生不良性貧血

適合吃的水果　龍眼肉、櫻桃、桑椹、紅棗、桃子、葡萄

龍眼肉：思慮過度引起的健忘、失眠、心悸、驚悸可食。血虛可食。

櫻桃：含鐵量高，缺鐵性貧血食之有幫助。補中益氣，體質虛弱、

疲勞倦怠、食量小者適合食用。

桑椹：養血滋陰，治陰血不足所引起的頭暈目眩。

紅棗：舉凡脾胃虛弱、容易疲勞、胃口差、容易腹瀉、面黃肌瘦、心煩、失眠、睡不好、高膽固醇血症、白血球減少者皆適合食用。

桃子：活血、益氣，改善身體虛弱。含鐵量豐富，防治缺鐵性貧血。

葡萄：可補氣血，安胎，改善頭暈身體無力。

病因

貧血的原因可分為兩大類，其一為紅血球遭受破壞或喪失過多所致，如因外力而受傷或胃腸出血，或月經量過多、血尿、內出血、慢性出血等原因；其二則為紅血球產量不足，如缺鐵性貧血、地中海型貧血、巨球性貧血（缺乏維生素B_{12}、葉酸缺乏）等。

一般人最常見貧血的原因，多為體內缺乏鐵質所造成，而鐵為人體合成血紅素的重要原料，一旦缺乏易使血紅素的合成造成缺陷。而失血、懷孕、腸吸收不良為缺鐵性貧血的主因。地中海貧血則與遺傳息息相關，雖然沒有傳染性，但目前卻也無法根治。

另外，像是肝硬化、慢性肝炎、酗酒、甲狀腺功能不足等原因，也極易造成貧血。臨床上可進行血液檢查，視其血紅素（Hb）、血比容（Hct）和紅血球的平均血球容積（MCV），便可以初步判定是否為貧血及何種類型的貧血。

症狀分類

中醫主要將之分成氣虛、血虛及氣血虛這三種證型。氣虛的人平時容易疲倦、懶得講話、聲音比較小、呼吸氣短、消化功能差及面色恍白。血虛的人容易頭暈，眼花，蹲下去再站起來頭會暈，有時會心悸（心臟怦怦跳），面色萎黃。氣血兩虛的人則氣虛和血虛的症狀都有。而西醫中，不同類型的貧血皆可吃補血水果來改善症狀，見下頁表格。

飲食注意事項

1. 首先要注意飲食的補益作用，攝取富於營養而又易於消化的食物，以保證氣血的化生。陽虛患者（寒性體質）忌食寒涼，宜溫補類食物，如雞肉、魚肉、豬肉、排骨、豬小腸、雞蛋、牛奶、豆漿；陰虛患者（虛熱性體質）忌食燥熱，宜淡薄滋潤類食物，如木耳、靈芝、雞爪、豬腳筋。
2. 可多食用含有豐富鐵質的菠菜、紅莧菜、金針、木耳、芝麻等食物。
3. 避免喝太多酒。
4. 不要攝取太多含咖啡因的食物。

日常保健

1. 要安慰和鼓勵病人，保持樂觀情緒，增強治癒疾病的

貧血症狀及適合的水果一覽表

分類	適合的水果
一般性輕微貧血	龍眼肉、桑椹、紅棗、葡萄、櫻桃、桃子
缺鐵性貧血	
巨球性貧血	

信心。

2. 注意生活起居，除病重須臥床者外，可進行患者力所勝任的散步或其他適當活動，以促進食慾及體力的恢復，並且要注意冷暖，預防感冒。

3. 調整生理時鐘，使其符合正常作息。

4. 盡量起身走動，不要久臥。

失眠

中醫病名 不寐，不得眠，目不瞑，不得臥

西醫病名 失眠，入睡或維持睡眠之持續障礙，睡眠障礙

適合吃的水果 龍眼、桑椹、紅棗

龍眼肉：思慮過度引起的健忘、失眠、心悸、驚悸可食。血虛可食。

桑椹：養血滋陰，治陰血不足所引起的頭暈目眩。

紅棗：舉凡脾胃虛弱、容易疲勞、胃口差、容易腹瀉、面黃肌瘦、心煩、失眠、睡不好、高膽固醇血症、白血球減少者皆適合食用。

病因

失眠簡單的說就是睡不著，每個人或多或少都會有失眠的經驗，若為緊

張或興奮等情緒所引起的暫時性失眠較無大礙。反之，如長期處於失眠的狀態，則易對身體產生不良的影響。失眠的原因很多，有些人因體質的關係，一喝含有咖啡因的飲品，如茶、咖啡等夜晚便不易入睡，或因工作上的需要輪值夜班，使得睡眠時間不固定而引發失眠。除此之外，若身體有病痛，難免也會影響到睡眠的品質，長期下來，也易使病況加重。

失眠的症狀因人而異，一部分為入睡困難、容易作夢、淺眠易醒，或醒了之後就難以再入睡等。失眠持續6個月以上，必須至醫院進行診治，否則極易影響到日常生活。失眠的併發症，常是精神差、頭暈、心悸、健忘、注意力不集中、頸部肩膀酸痛、頭脹等。

症狀分類

中醫將失眠稱為「不寐」。依據失眠的原因將之分成許多不同的證型，有心火旺盛的「心火熾盛型」；腸胃不好的人睡眠品質也會不好，這就是中醫的「胃不和則臥不安」；有些人膽子較小，睡著後容易作夢，或是常易被惡夢驚醒，這就屬於「心膽氣虛」這一型。

失眠日久，易出現「心陰虧損」之證。所以失眠必須依據每個人的體質狀況來做調整，方可獲得改善。中醫認為失眠的關鍵在於心神不安，所以也會加上安神鎮靜的中藥材來加強療效，這類的中藥具有體質調整性，並不具有成癮性。

飲食注意事項

1. 多睡前不宜喝濃茶、咖啡，不宜用菸酒。
2. 就寢前避免吃太飽或吃油膩食物，也不可食用刺激性食物。
3. 可於睡前飲用少許熱牛奶。

失眠症狀及適合的水果一覽表

分類	症狀	適合的水果
心火熾盛型	心煩，煩躁不安，口乾，舌破，小便較黃	無
心膽氣虛型	膽子較小，睡著後容易作夢，或是常易被惡夢驚醒	龍眼肉、桑椹、紅棗
心陰虧損型	失眠日久、心悸、健忘、夜間口乾	

日常保健

1. 失眠與情志變化關係較大，因此除藥物治療外，還應針對患者的心理狀態，解除患者的煩惱，消除顧慮和恐懼。
2. 應加強身體鍛鍊，或做些放鬆筋骨的體操。
3. 睡前少談話、少思考。
4. 養成良好的生活習慣，早睡早起，以利改善失眠的症狀。
5. 硬性規定規律的睡眠時間。
6. 勿在床上浪費時間，待有睡意時才上床睡覺。
7. 避免日夜顛倒或作息不定。
8. 布置舒適的睡眠環境。
9. 可使用耳塞、眼罩等工具。
10. 洗溫水澡有幫助。
11. 失眠情形嚴重的話必須就醫。

筋骨痠痛

中醫病名　腰痛，腰痠、痺證

西醫病名　關節痛，關節炎，骨關節病，坐骨神經痛，椎間盤移位，肌痛及肌炎，神經痛、神經炎及神經根，類風濕關節炎，肌膜炎，骨質疏鬆

適合吃的水果　櫻桃、葡萄、桑椹

櫻桃：祛風濕，改善風濕疼痛，四肢麻木者可服用。

葡萄：滋養肝腎之陰，改善腰腿痠軟無力，風濕性痠痛。

桑椹：養血滋陰，治陰血不足所引起的頭暈目眩。補肝腎，可烏髮，強腰膝，改善耳鳴。潤腸通便，適用於老人腸燥便祕。

病因

隨著年齡的增加，身體各方面的機能也逐漸退化，筋骨易出現腰痠背痛、腰膝無力、痠麻作痛的情形，這可能與骨質疏鬆、骨刺、坐骨神經痛或退化性關節等病症有關。也有些患者為關節部位較易痠痛，如肩關節、肘關節、踝關節、膝關節等，又可分單一關節、多關節痛兩種情形。

一般而言，遇天氣轉變時較易誘發，多半為患處曾經撞傷或扭傷，未能完全康復，以致於病灶不定時發作，中醫稱之為風濕症。

在中醫來講與筋骨痠痛較有關係的是肝和腎兩臟，中醫的理論認為「肝主筋」、「腎主骨」，筋包含了肌腱與韌帶，骨則包含了骨骼系統，所以筋骨不好與肝腎是有關係的，可以藉由補養肝腎來強筋壯骨。此外，痠痛的問題亦與中醫的「瘀」有關，所謂的「不通則痛」指的是血液循環不通，有瘀阻的現象，因而導致痠痛的產生，所以可經由通經活絡來獲得改善。

症狀分類

下表僅將最主要的腎虛型及痰瘀阻絡型做介紹。

飲食注意事項

1. 關節若有紅腫，避免攝取有刺激性及辛辣之食物，如咖啡、濃茶、巧克力、辣椒、芥茉、花椒、大蒜等。多攝取鈣質含量豐富的食物，如牛奶、起司、優酪乳、牡蠣等，並適量補充維生素D。此外，應減少高熱量、飽和脂肪與高醣類的食物，多攝取飽和脂肪含量低、不含膽固醇的大豆蛋白。也應減少鹽分的攝取。
2. 含鈣量高的食物：
   - 乳製品如牛奶、乳酪為鈣質的良好來源，每天應喝2～4杯的牛奶或其他乳製品。
   - 小魚乾、髮菜、芝麻、紫菜、小魚、海帶、蝦米、乾

筋骨痠痛症狀及適合的水果一覽表

分類	症狀	適合的水果
腎虛型	腰痠，膝無力，不能久站或久行，勞動後症狀加重	櫻桃、葡萄、桑椹
痰瘀阻絡型	肢體關節痠痛日久不癒，關節腫大甚至變形	

蝦仁及深綠色蔬菜。

- 自飲食中攝取適量的維生素D。維生素D可幫助鈣的吸收，如果維生素D缺乏，也可能引起骨質疏鬆症。除了自食物中可獲維生素D外，每日也需適當地日曬太陽，因日光中的紫外線會使食物中維生素D的前驅物轉變為身體可利用的維生素D。

日常保健

1. 對從事久立、久坐、久行等工作的人，應注意工作期間的休息，並進行保健體操等，以恢復腰部疲勞。
2. 注意勿寢臥濕地，勿衣著冷濕，避免為寒濕所束。飲食清淡，勿過嗜膏粱酒醴（指不過食油膩食物、不過度飲酒），以免內生濕熱。
3. 勿勉力舉重，不做沒有準備動作的暴力運動。
4. 積極治療引起筋骨痠痛的原發疾病，如坐骨神經痛、骨刺等。
5. 勞損腰部宜多休息，可熱敷與局部按摩。

6. 在護理上最重要的是保暖及避寒。一般的筋骨痠痛患者，在能耐受的限度內，可進行適當的活動，但應避免過度勞累。關節疼痛劇烈者，應臥床休息。將痛肢用被褥等墊起，使之舒適，以減輕疼痛。但須經常更換體位，以免局部皮膚受壓及影響關節功能的恢復。病情好轉後，方可循序漸進，逐漸活動。汗出多者，應注意經常更換內衣。

7. 減少壓力，壓力太大或有憂鬱症者，較易影響體內與骨質有關的荷爾蒙平衡，使骨質加速流失。

8. 培養正當的嗜好，如養花、畫畫等，隨時保持愉悅的心情，多參加戶外活動或社團，如果心情愉快，心胸開闊，可減緩衰老及減少病痛。

9. 40歲以上的婦女，可做骨密度檢查，平時定期健康檢查、注重身體保健、攝取均衡營養、適當運動，即可遠離疾病！

Chapter

4

對症吃水果，精選54道養生食譜

水果吃當季的、直接吃，是最好攝取營養的方式，
但透過不同的料理讓水果入菜，也是改善疾病症狀的好方法，
本章精選54道水果養生料理食譜，不僅能讓飲食更豐富更均衡，
也能在色香味俱全的料理當中獲得健康。

01

番茄多多

適合感冒、口乾者。有輕微的感冒症狀時飲用。

材料

聖女番茄8顆，養樂多1瓶，白開水100毫升，梅子粉少許

作法

1. 聖女番茄洗淨切開，加入養樂多及白開水，打成汁。亦可加入少許梅子粉。
2. 過濾去渣飲用。

番茄

●富含維他命C，對口角炎、牙齦出血有幫助●

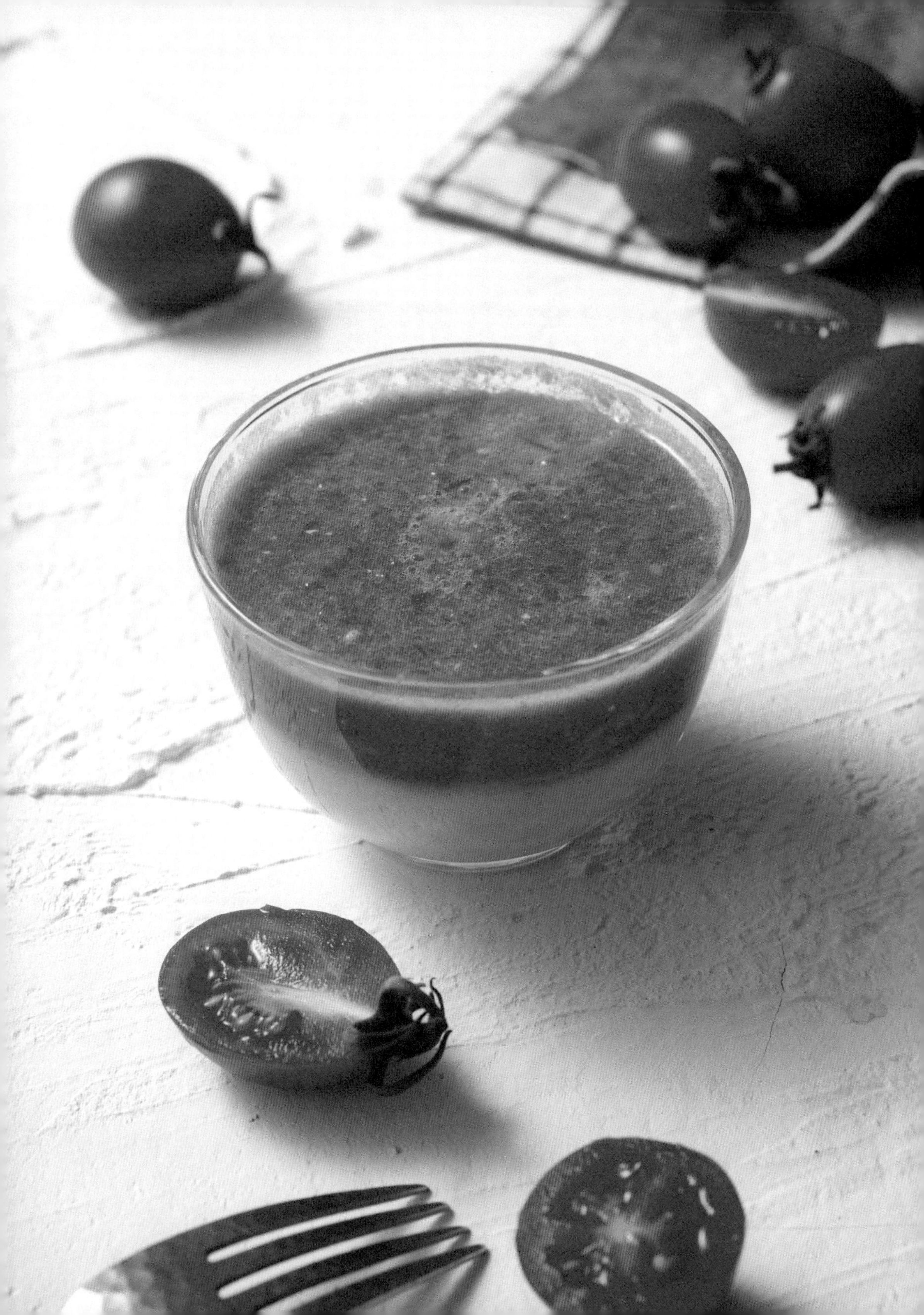

02

木瓜胡蘿蔔牛奶

含豐富維生素 C 及胡蘿蔔素可提高抗病力。風寒、風熱感冒者皆適合飲用。

材料

木瓜半顆，胡蘿蔔¼條，蘋果½顆，鮮奶300毫升，白開水200毫升

作法

1. 木瓜、蘋果清洗乾淨後去皮去籽，切小塊。
2. 胡蘿蔔削皮切小塊。
3. 將上述材料及鮮奶、白開水放入果汁機中攪打均勻，即可飲用。

木瓜

●潤肺止咳，對感冒咳嗽、氣喘性咳嗽及肺燥咳嗽有幫助●

更多呼吸道症狀如咳嗽、喉嚨沙啞等保養食譜，請見 P.242~243。

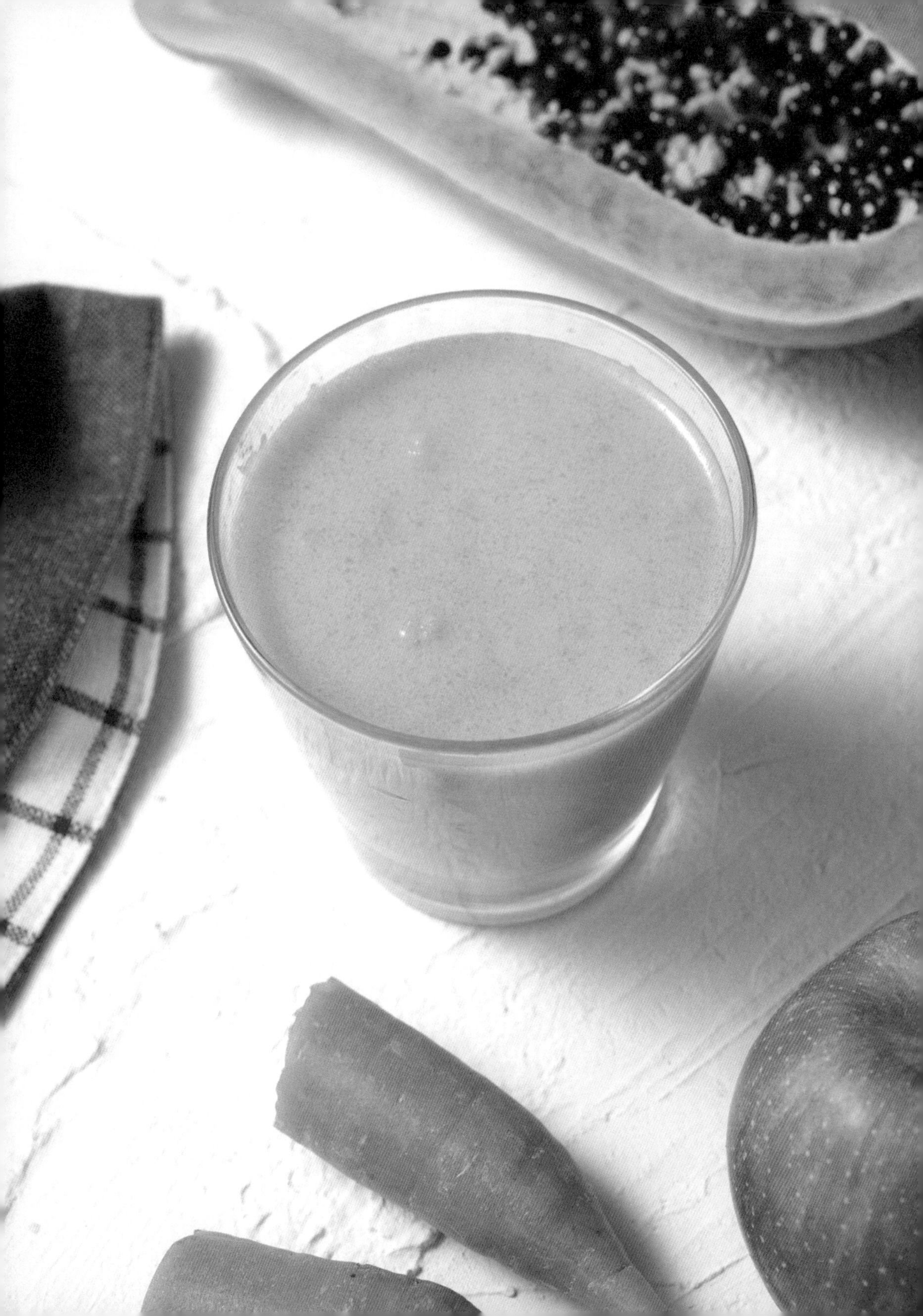

03

山藥排骨番茄湯

改善飲食積滯、脘腹作脹、消化不良。
改善腸胃消化功能。

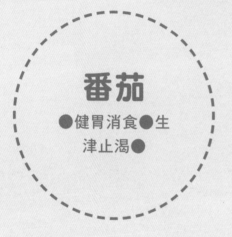

材料

日本山藥1條，排骨5~6小塊，牛番茄1~2顆，薑3片，水2公升

作法

1. 日本山藥削皮切小塊，牛番茄切塊。
2. 取一湯鍋，加入山藥塊、排骨、薑和水，用文火慢燉30分鐘。
3. 再加入番茄塊煮3分鐘即可。

番茄

●健胃消食●生津止渴●

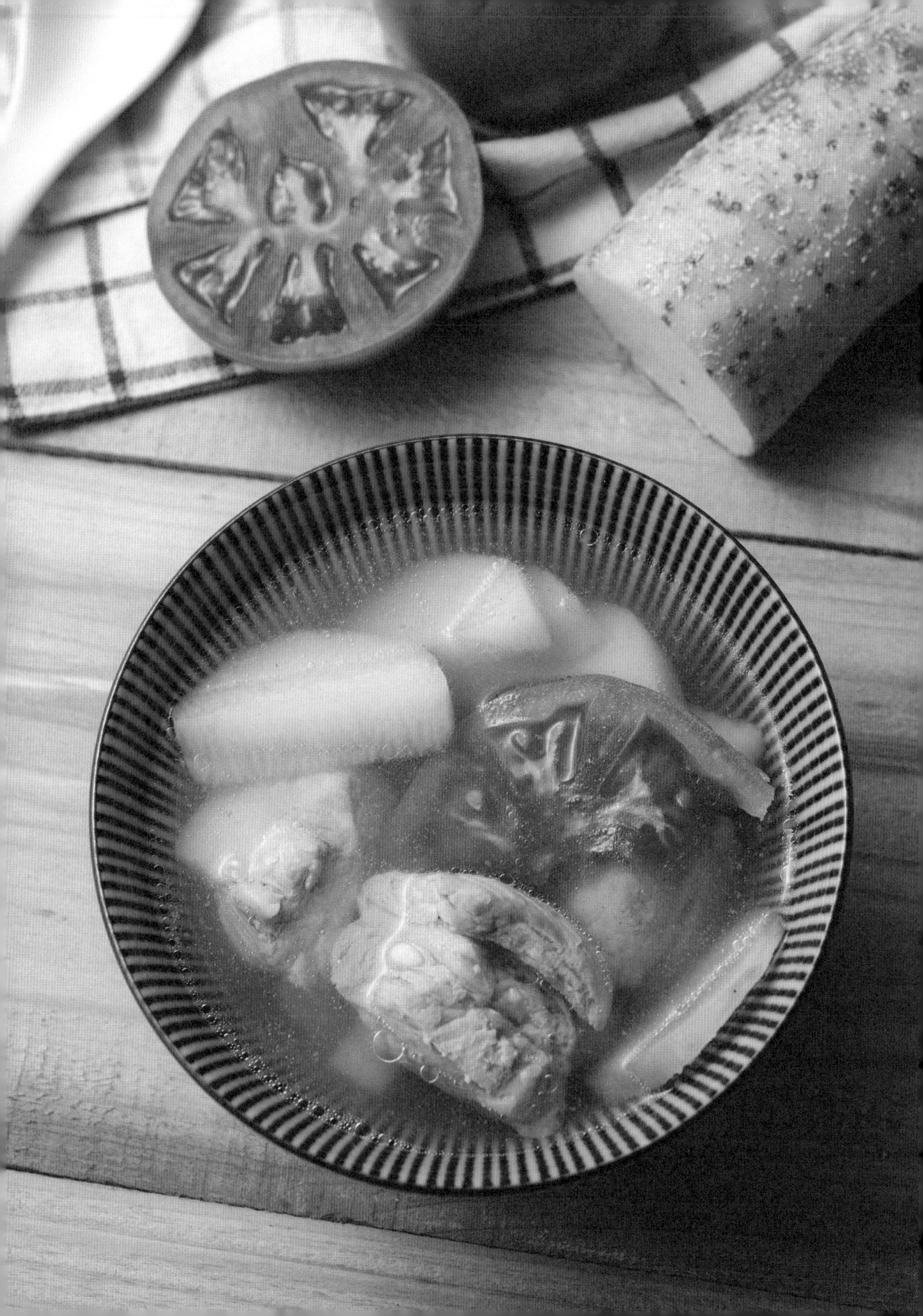

04 番茄南瓜麵

健胃消食，
消除體內有害物質。

材料
牛番茄1顆，小白菜2根，蘋果½顆，南瓜¼顆，麵條1束，薑3片，鹽少許，水1.5公升

作法
1. 牛番茄、蘋果切小塊，小白菜切小段，南瓜去籽切小塊。
2. 取一湯鍋，加入水和南瓜塊煮至熟軟，再加入麵條、薑片煮至麵熟，最後再加入番茄塊、小白菜和蘋果塊。
3. 加鹽調味後即可食用。

番茄
●健胃消食●生津止渴●

南瓜
●可消除體內有害物質●

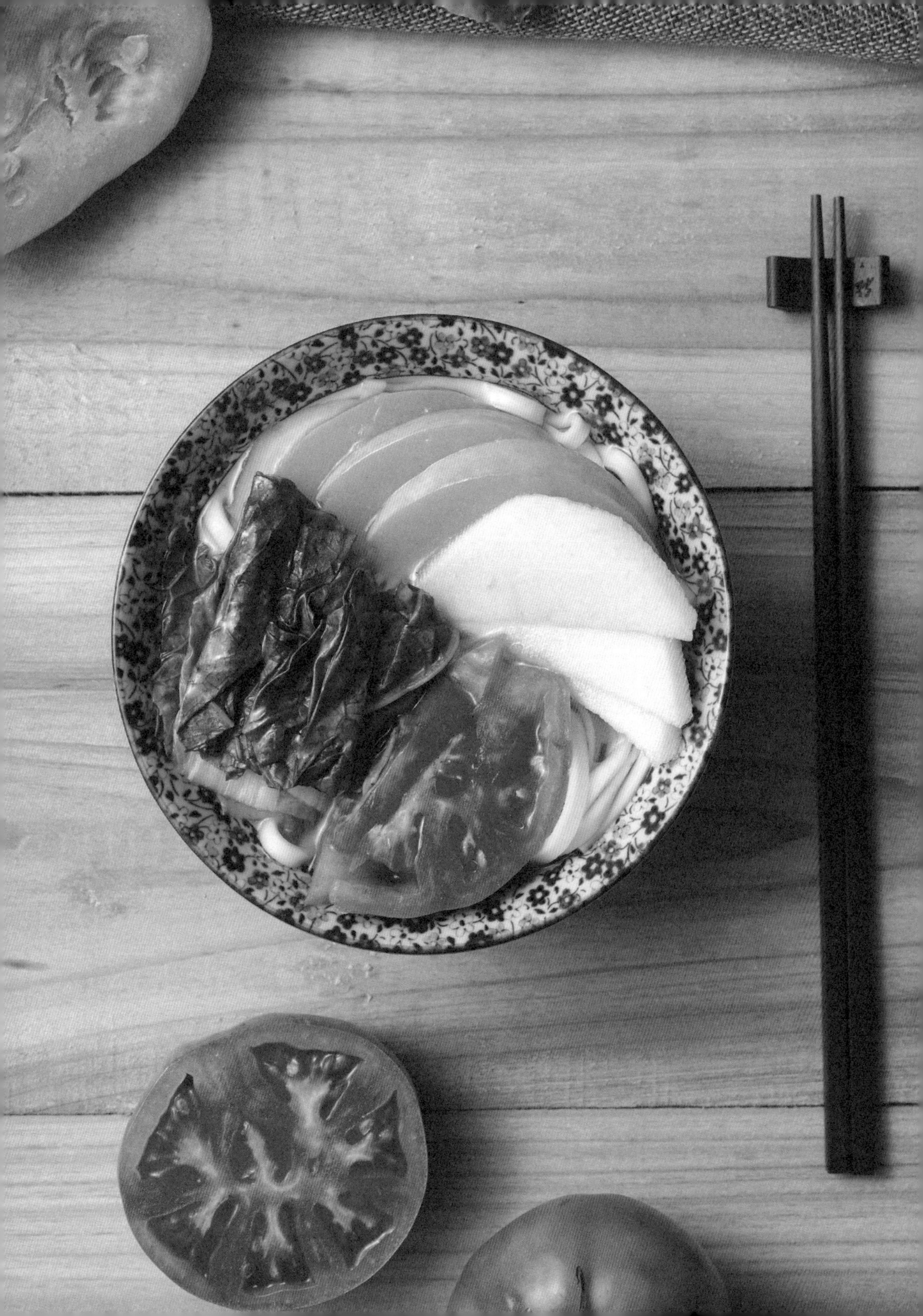

05

蘋果雞蛋粥

適合消化性潰瘍者食用。

材料

蘋果½顆，雞蛋1顆，白米½杯，水3杯

作法

1. 將白米加水煮成粥。
2. 蘋果去皮去籽，切丁；雞蛋打散成蛋液。
3. 趁粥熱倒入蛋液攪散成蛋花，最後加入蘋果丁即完成。

蘋果

●蘋果中所含的膳食纖維及果膠，有益腸道健康●

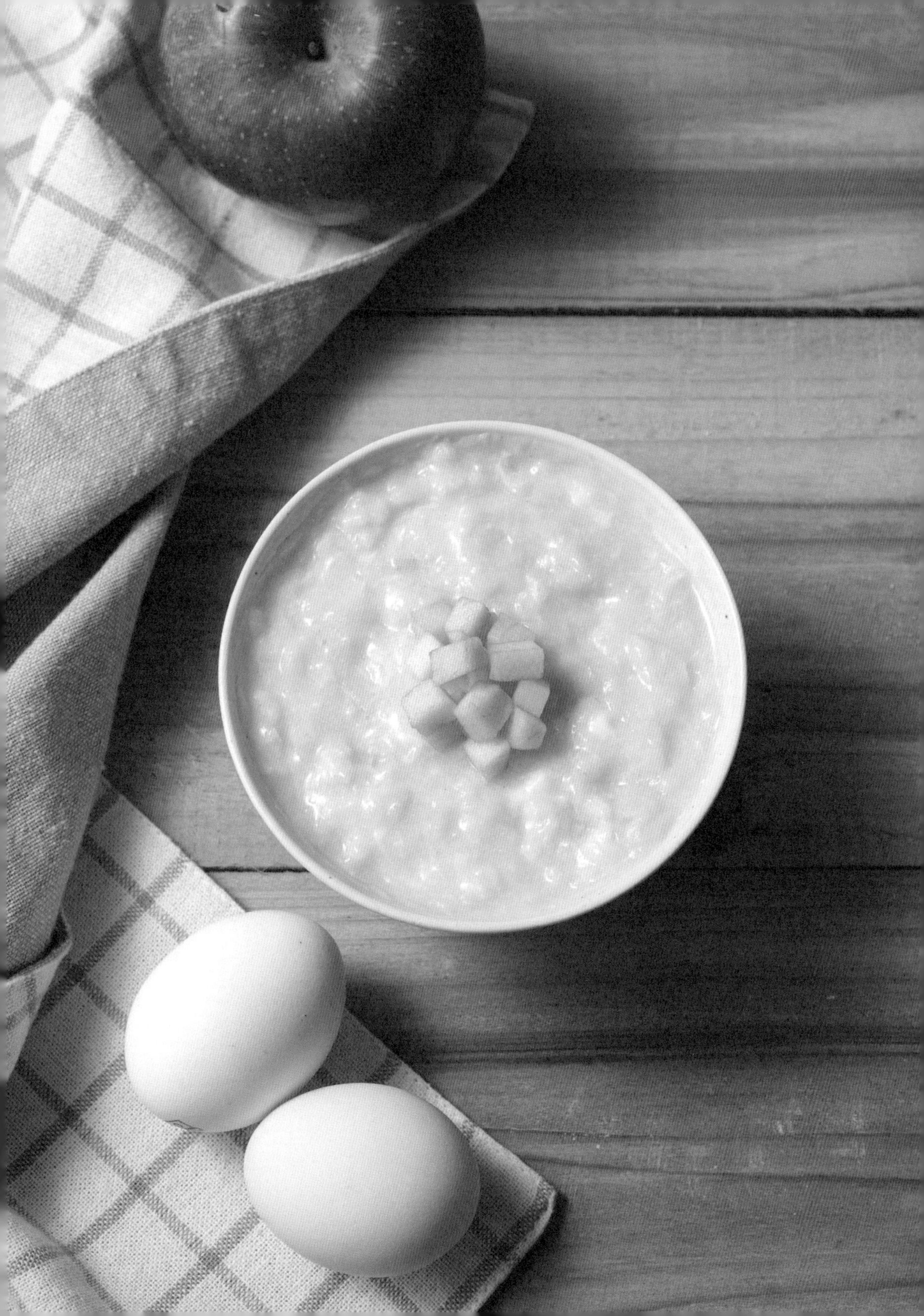

06 火龍果牛奶

便祕患者之良方。

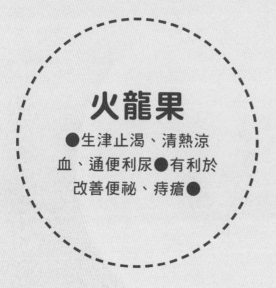

材料

火龍果1顆，鮮奶200毫升，白開水100毫升。

作法

1. 將火龍果去皮切塊。
2. 火龍果塊加入鮮奶和白開水，用果汁機打勻後即可飲用。

火龍果

●生津止渴、清熱涼血、通便利尿●有利於改善便祕、痔瘡●

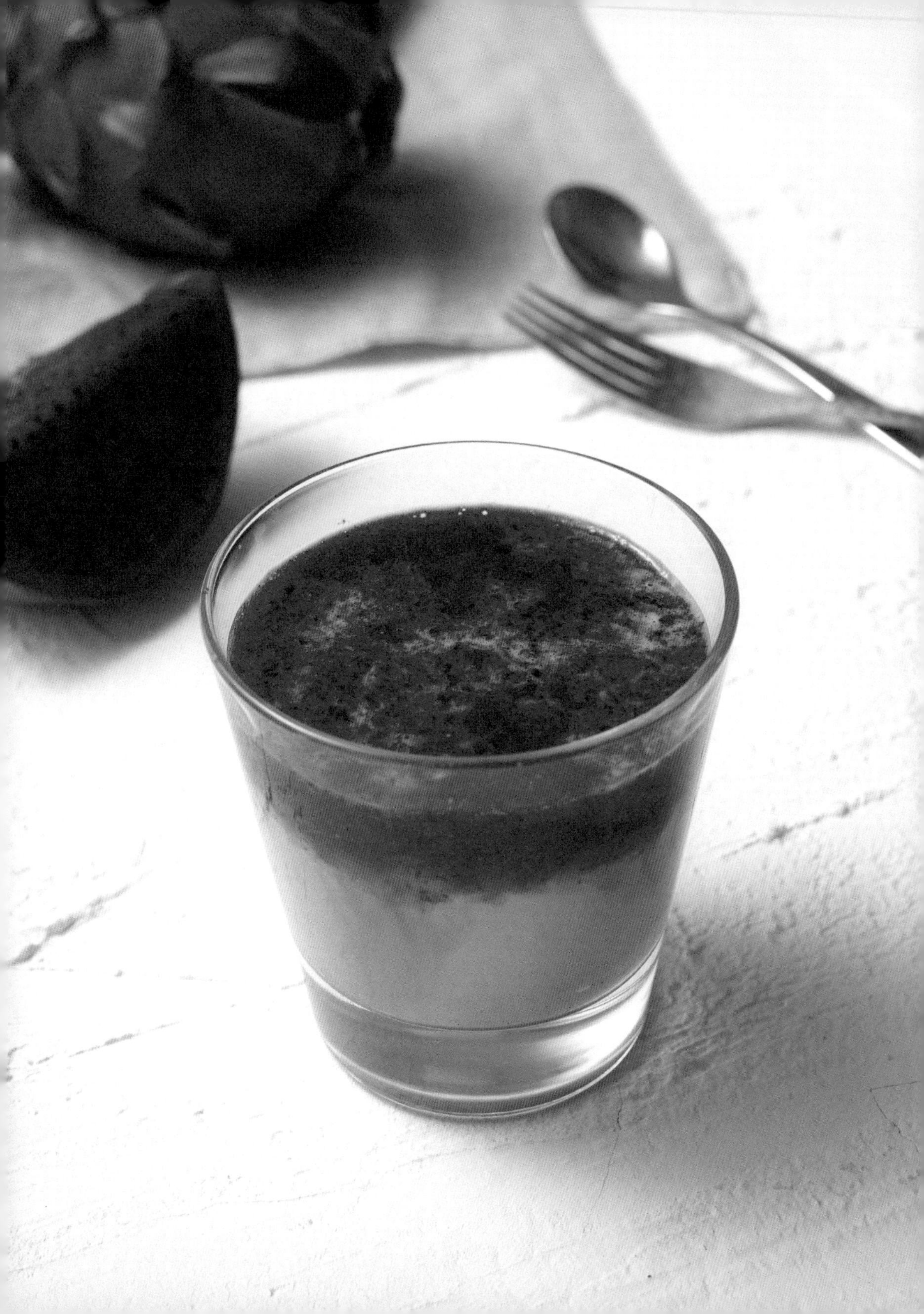

07

柚子薑茶

改善反胃、嘔吐。

材料

葡萄柚½顆，生薑3片，糖少許，熱開水500毫升

作法

1. 葡萄柚切開，挖取果肉。
2. 將葡萄柚果肉、薑、糖加入熱開水中浸泡，即可飲用。

柚子

●柚子可去除腸胃中惡氣，消食和胃（幫助消化）、理氣化痰●

更多消化道症狀如消化不良、便祕、腹瀉等保養食譜，請見 P.244~248。

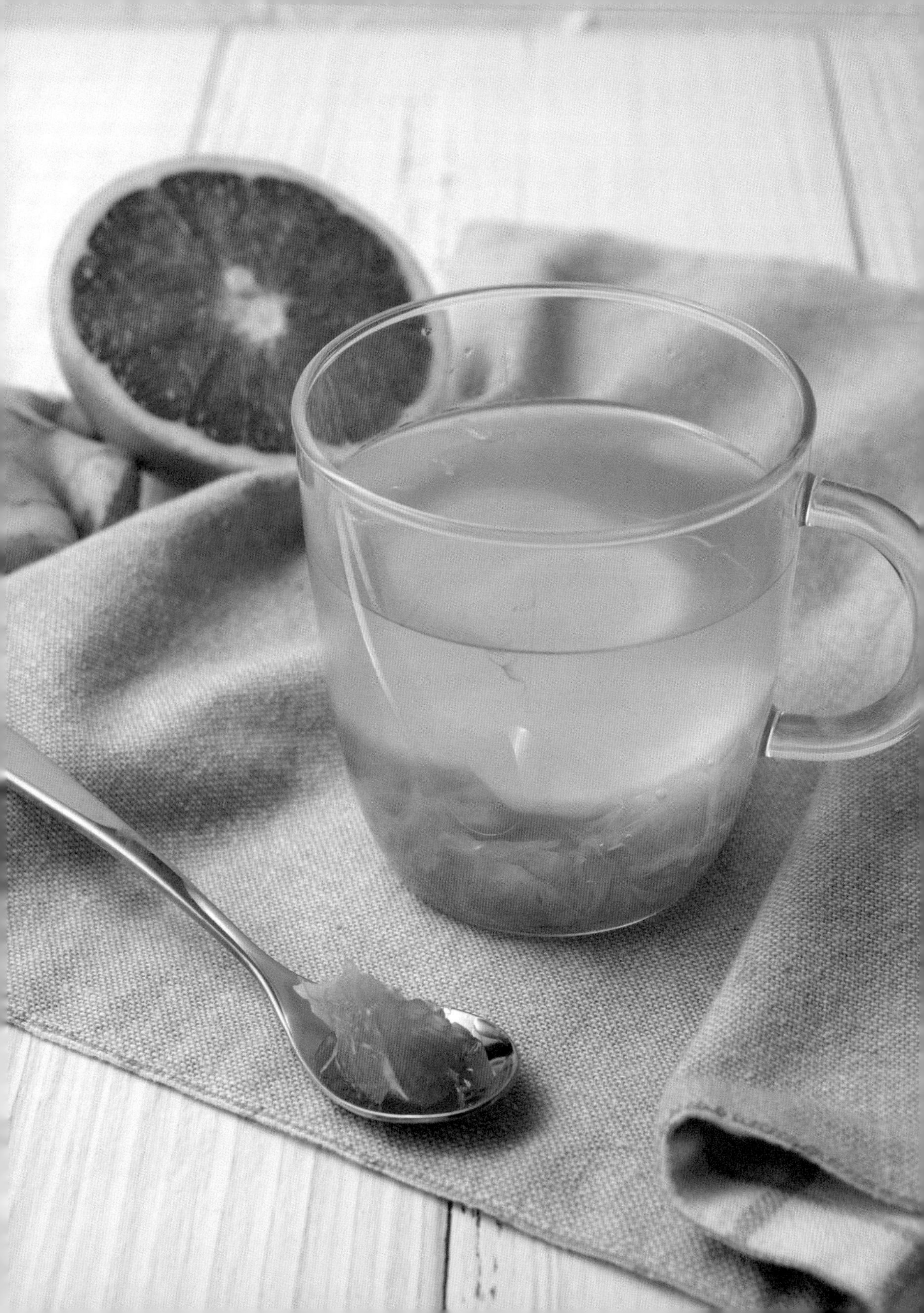

08

奇異果檸檬汁

防治維他命 C 缺乏症。
改善高血脂。

材料

奇異果1顆，檸檬½顆，白開水300毫升，蜂蜜少許

作法

1. 檸檬榨汁；奇異果去皮切塊。
2. 將奇異果塊和水放入果汁機中打勻，再加入檸檬汁和蜂蜜即可飲用。

檸檬

●降低血脂、消炎作用●

奇異果

●可降血脂●奇異果中維生素C含量頗高，易與奶製品中的蛋白質凝結成塊，會影響消化功能，使人出現腹脹、腹痛、腹瀉等症狀，所以喝牛奶前後不要吃奇異果●

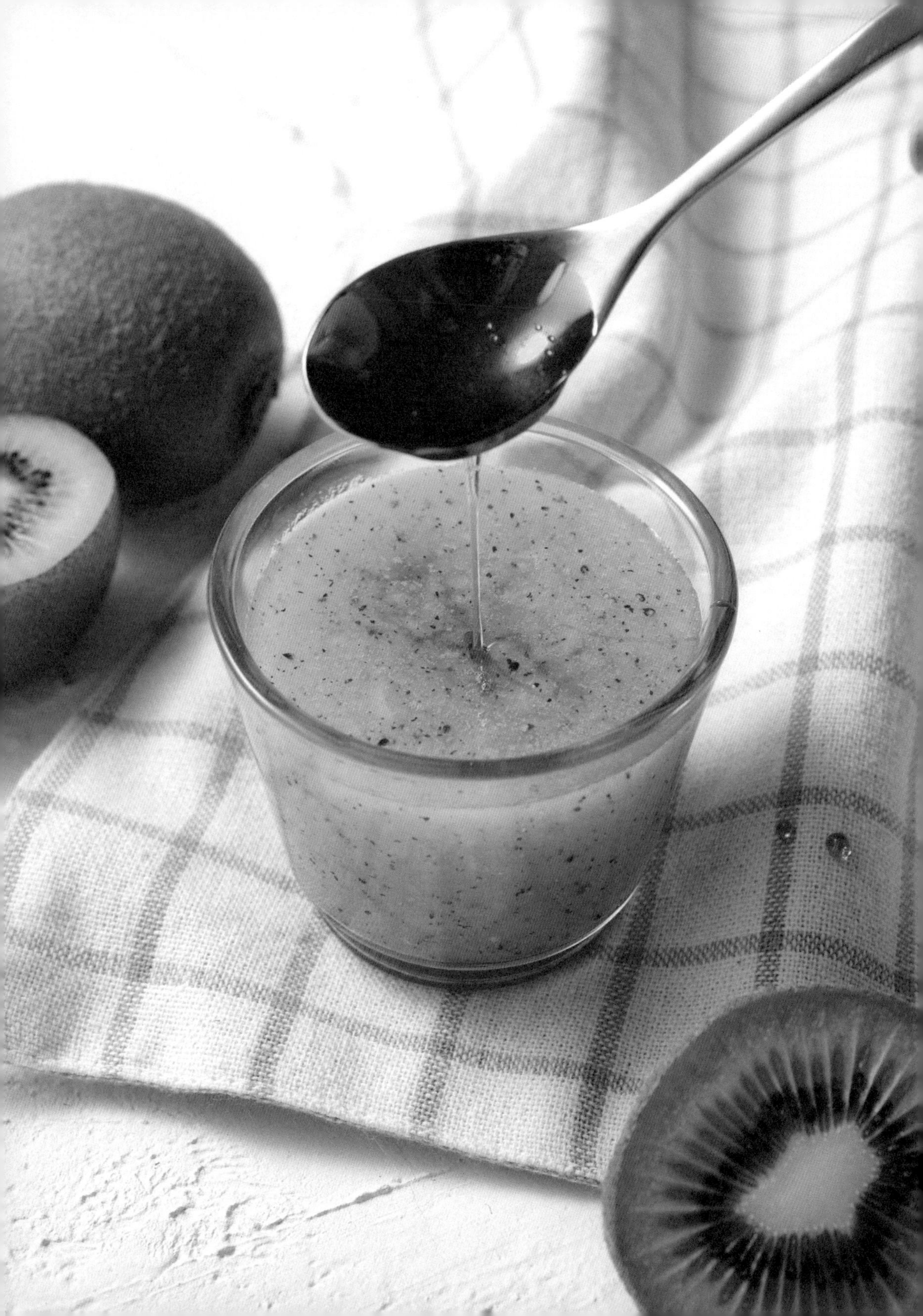

09

百香果決明子茶

改善高血壓。

材料

百香果1顆，決明子10克，熱開水600毫升

作法

1. 百香果切開，挖出果粒。
2. 將決明子加入熱開水當中浸泡，再加入百香果粒當茶飲用。

百香果

●含鉀量高●可預防高血壓及心臟病●

決明子

●可降肝火●有軟便的效果●

更多三高疾病症狀如糖尿病、高脂血、高血壓等保養食譜，請見 P.249~250。

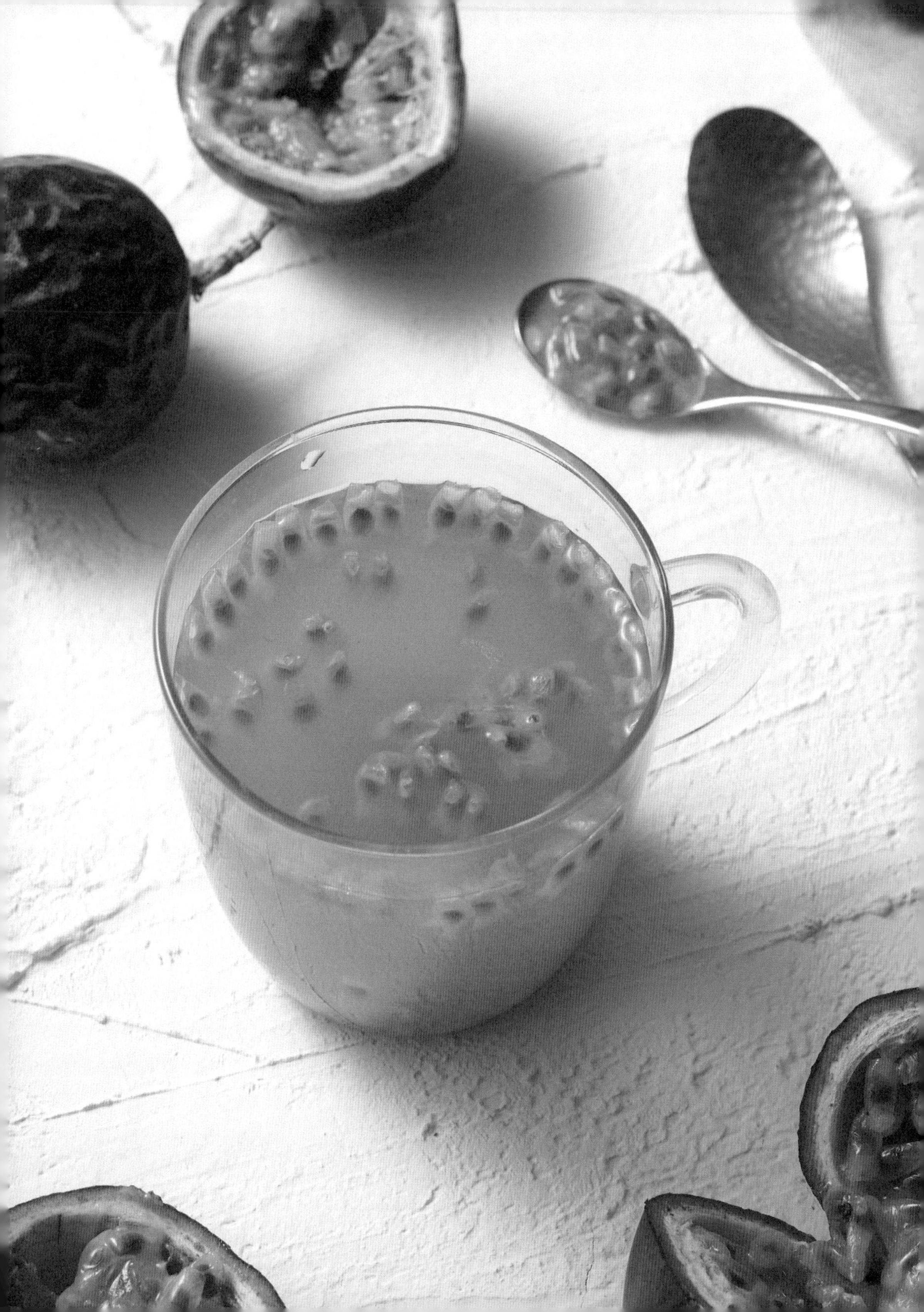

10

甘蔗綠豆湯

改善煩熱、尿量不多。

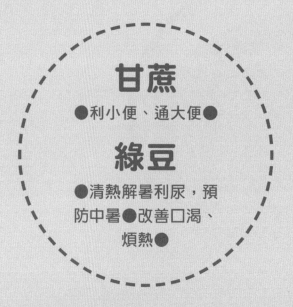

材料

甘蔗汁100毫升，綠豆1杯，水8杯

作法

1. 綠豆加水用電鍋煮成綠豆湯。
2. 加入甘蔗汁攪拌均勻即可食用。

甘蔗

●利小便、通大便●

綠豆

●清熱解暑利尿，預防中暑●改善口渴、煩熱●

更多泌尿道疾病症狀如泌尿道感染、小便不利等保養食譜，請見 P.253~254。

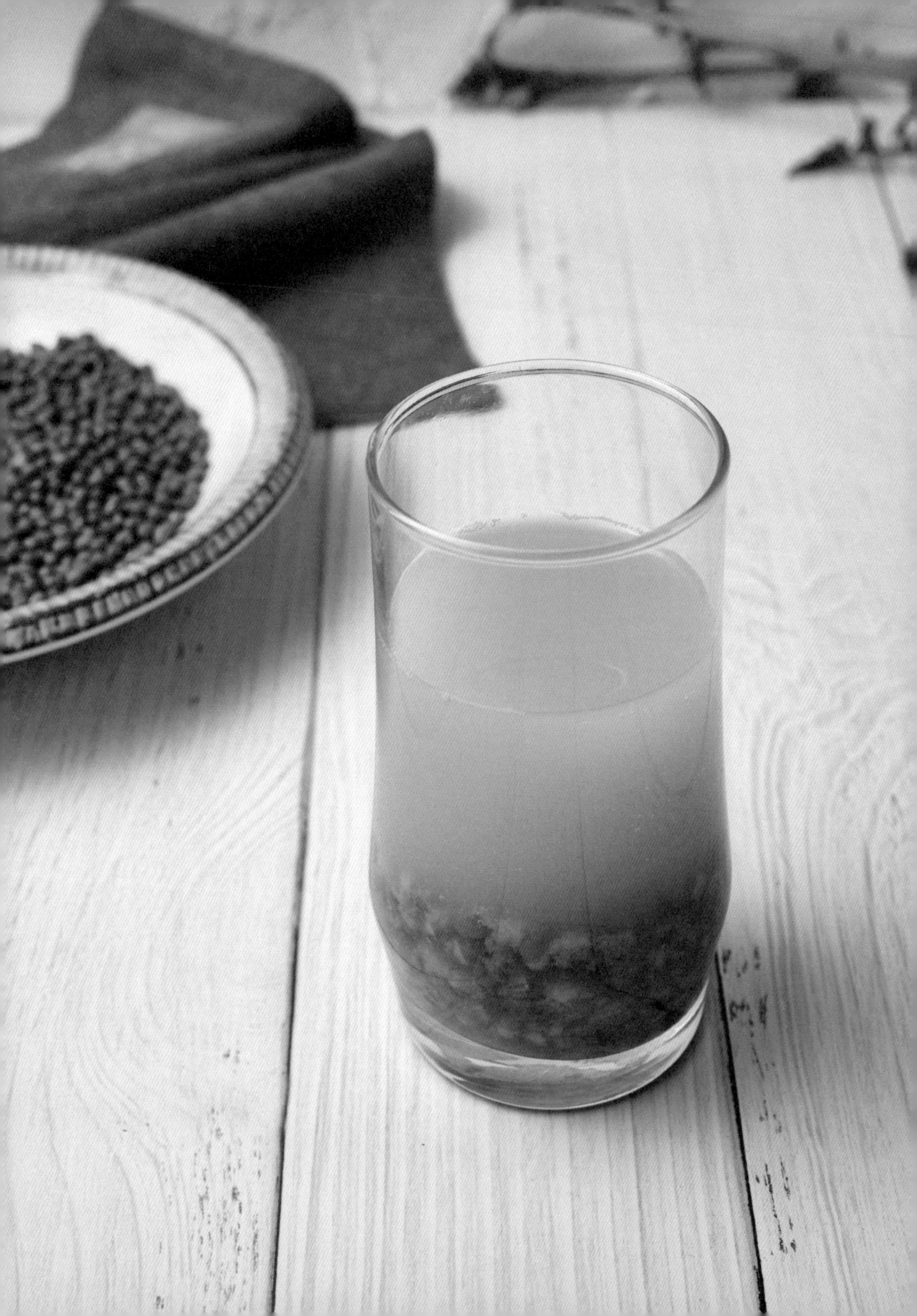

11

蓮子桂圓湯

白帶

改善虛性白帶過多。

材料

蓮子½杯，薏仁½杯，龍眼肉6顆，糖少許

作法

1. 蓮子、薏仁泡水3小時，加6杯水用電鍋煮至熟軟。
2. 趁熱放入龍眼肉、糖攪拌均勻，即可食用。

龍眼肉

●思慮過度引起的健忘、失眠、心悸、驚悸可食●

血虛可食●

蓮子

●益腎澀精，改善白帶●

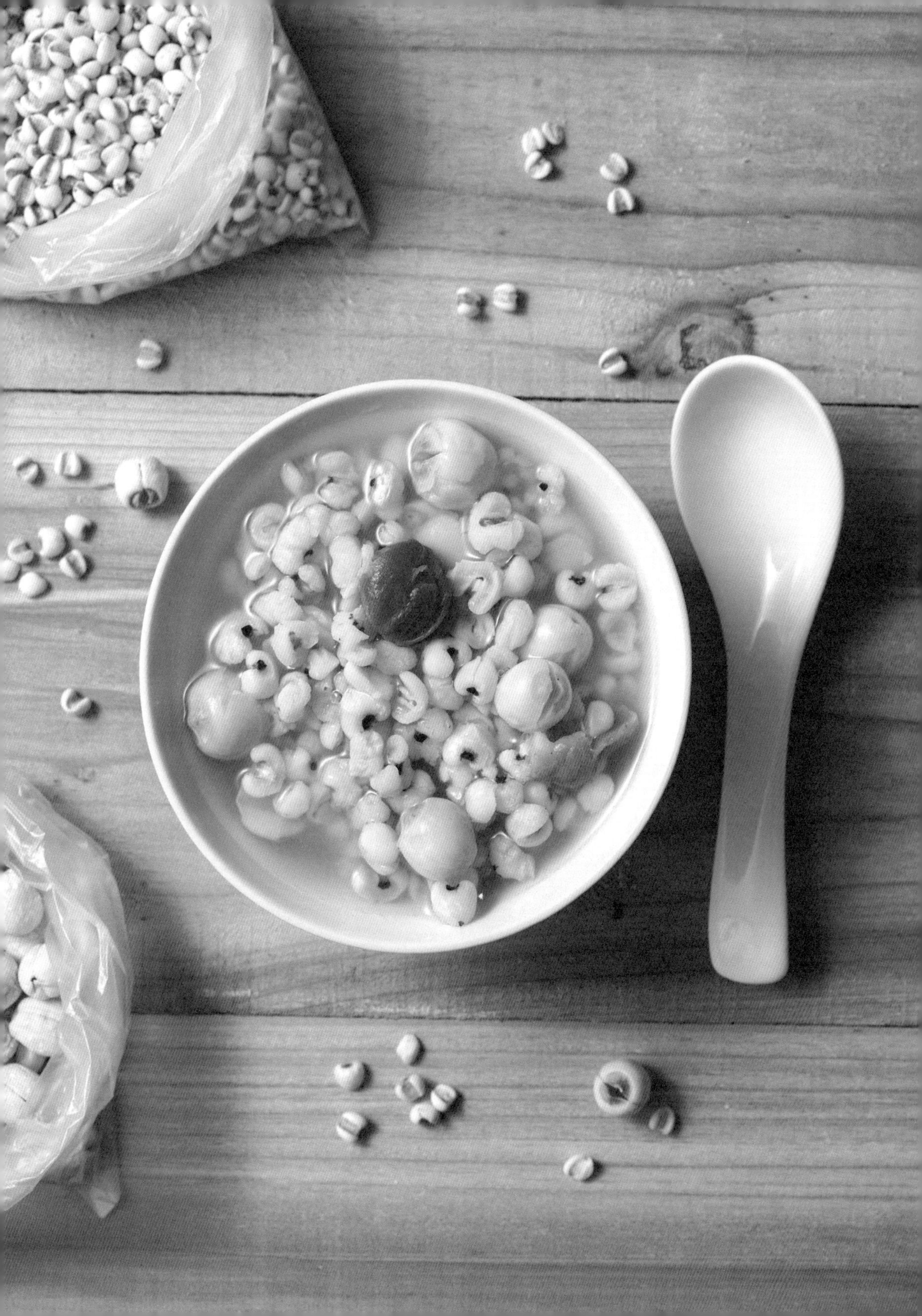

12 紅棗黑糖水

改善氣血不足的痛經、貧血，
適用於平時頭暈疲倦、身體虛弱者。

材料

紅棗6顆，黑糖適量，黑豆10顆，水600毫升

作法

1. 取一湯鍋，放入所有材料，小火煮約5分鐘。
2. 即可飲湯吃紅棗、黑豆。

紅棗

●脾胃虛弱、容易疲勞、胃口差、容易腹瀉、面黃肌瘦、心煩、失眠、睡不好皆適合食用●

黑豆

●補血安神，改善失眠、健忘●補腎益陰，可烏髮及改善腰痠●

更多婦科症狀如白帶、月經失調、孕吐、產後乳少等保養食譜，請見 P.254~257。

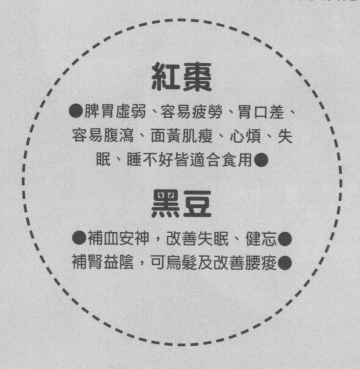

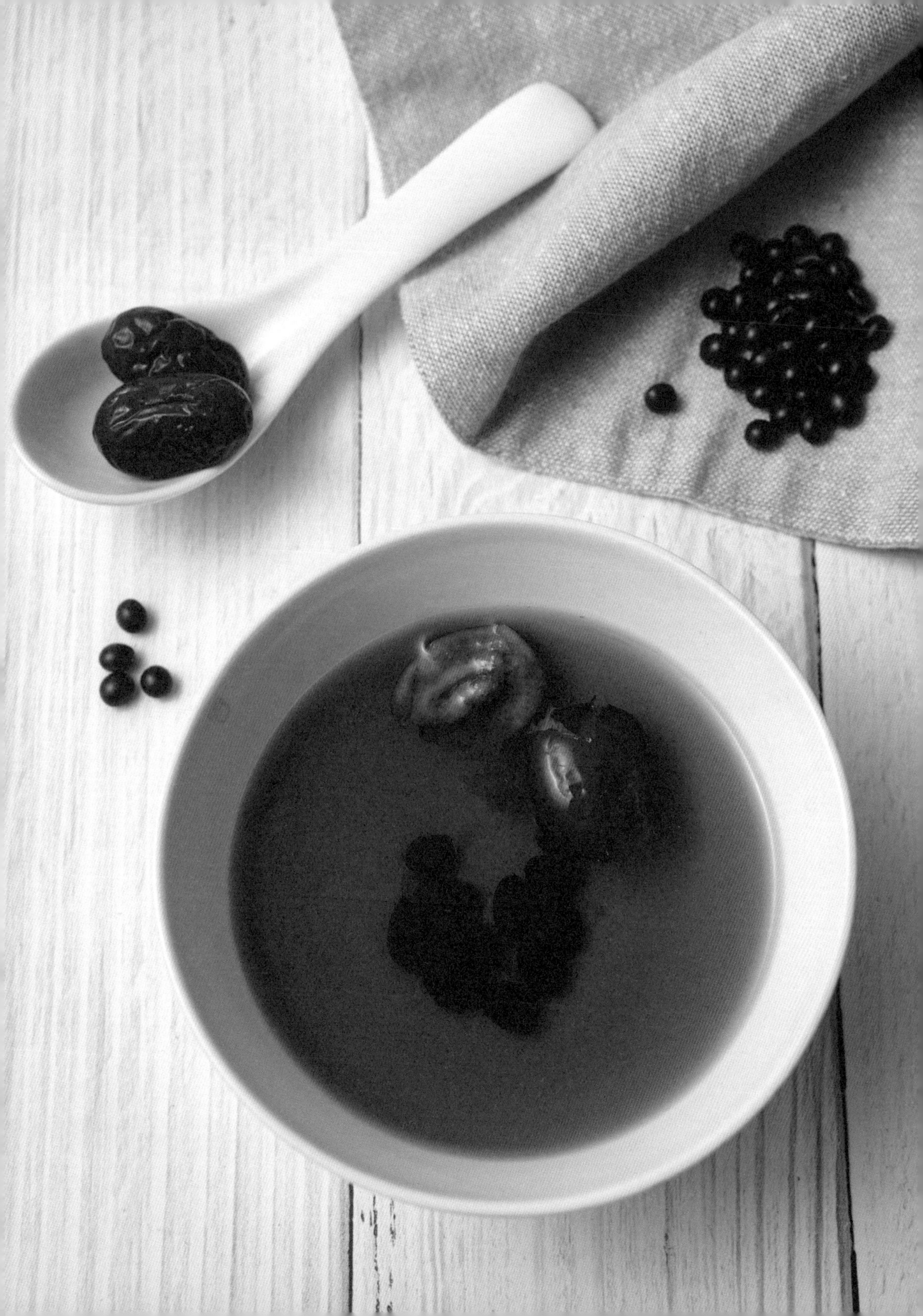

13

桂圓紫米紅豆湯

貧血

改善一般貧血、失眠。

材料

紫米½杯，紅豆½杯，龍眼肉8顆，葡萄乾8顆，糖適量

作法

1. 將紫米與紅豆洗淨浸水2小時。
2. 將作法1材料和8杯水放入鍋中，用電鍋煮熟後，加入龍眼肉及葡萄乾，最後加入糖調味即可食用。

龍眼肉

●思慮過度引起的健忘、失眠、心悸、驚悸可食●血虛可食●

※桂圓（龍眼肉）富含鐵質，能改善因貧血引起的面容憔悴；性甘溫，過量服用會造成濕熱痰滯、胸悶不寬等現象，須留意。

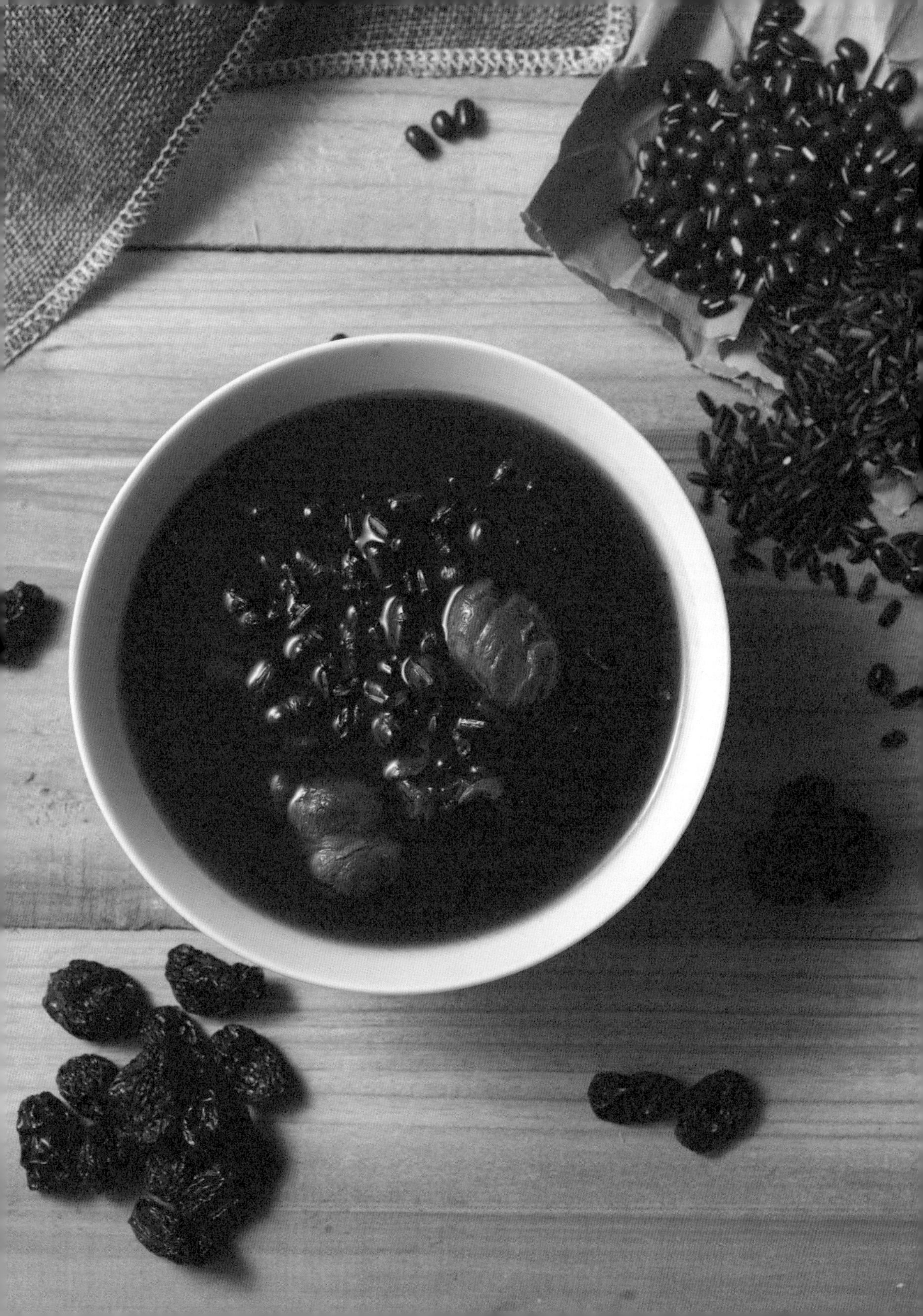

14 葡萄醋

改善貧血。幫助腸內益生菌的產生。

材料

新鮮葡萄，米醋，冰糖（份量1：1：1）

作法

1. 將新鮮葡萄去皮去籽，不加水榨汁，放入等量的米醋及冰糖，放入廣口瓶中加蓋保存。
2. 放在陰涼處，從第2天起每天輕輕攪拌1次，7天後即可飲用。
3. 須加水稀釋飲用。飲用時亦可加入幾顆新鮮葡萄一起食用，效果更佳。

葡萄

●可補氣血，安胎●

改善頭暈身體無力●

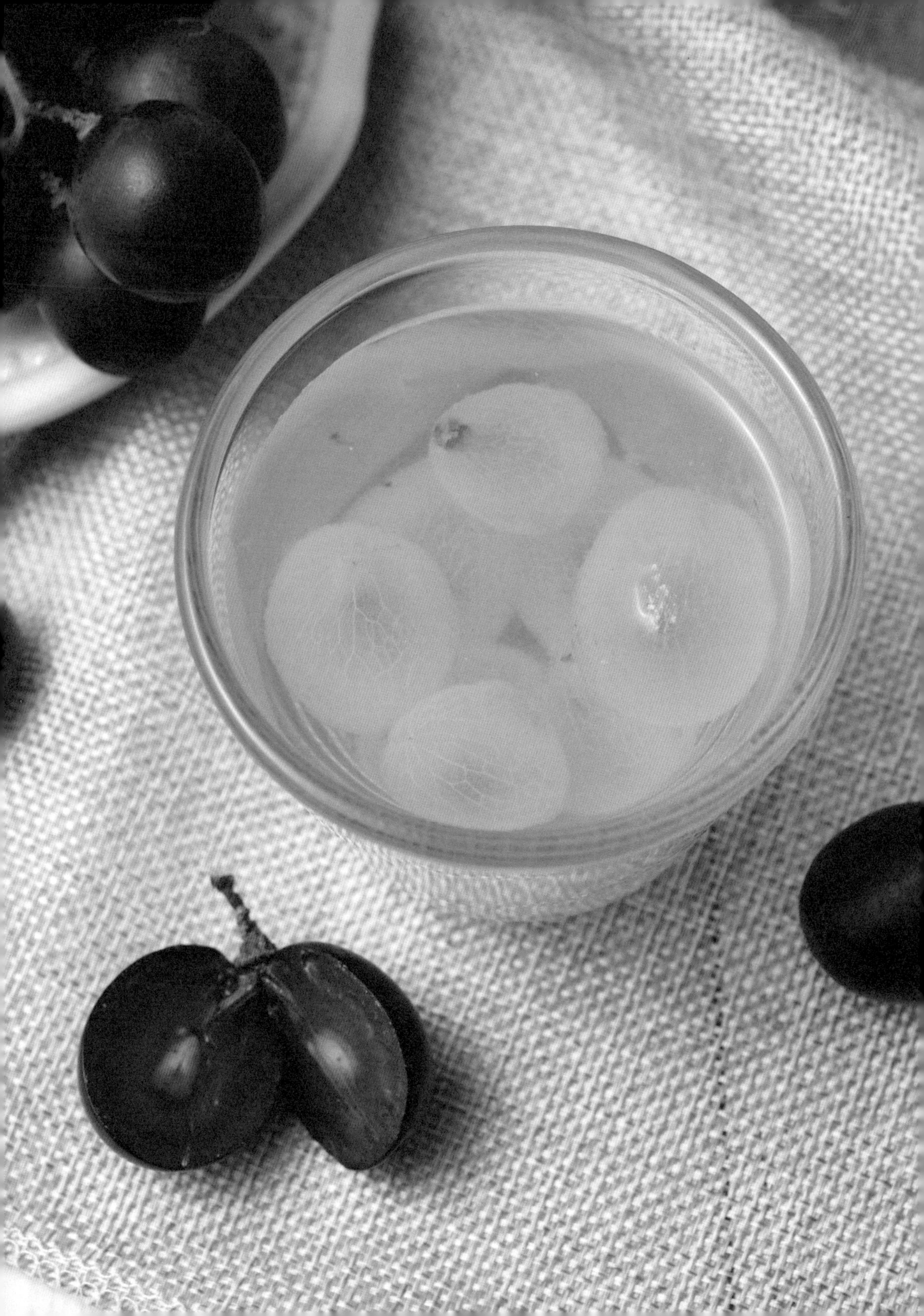

15

桑椹枸杞茶

改善腰酸、目糊。

桑椹

●養血滋陰，治陰血不足所引起的頭暈目眩●補肝腎，可烏髮，強腰膝，改善耳鳴●潤腸通便，適用於老人腸燥便祕●

材料

桑椹6顆，枸杞6顆，黑豆6顆

作法

將所有材料用熱水沖泡後即可飲用。

本道食譜當中的桑椹，枸杞皆為中藥材，可於中藥材行購得

更多筋骨痠痛保養食譜，請見 P. 261。

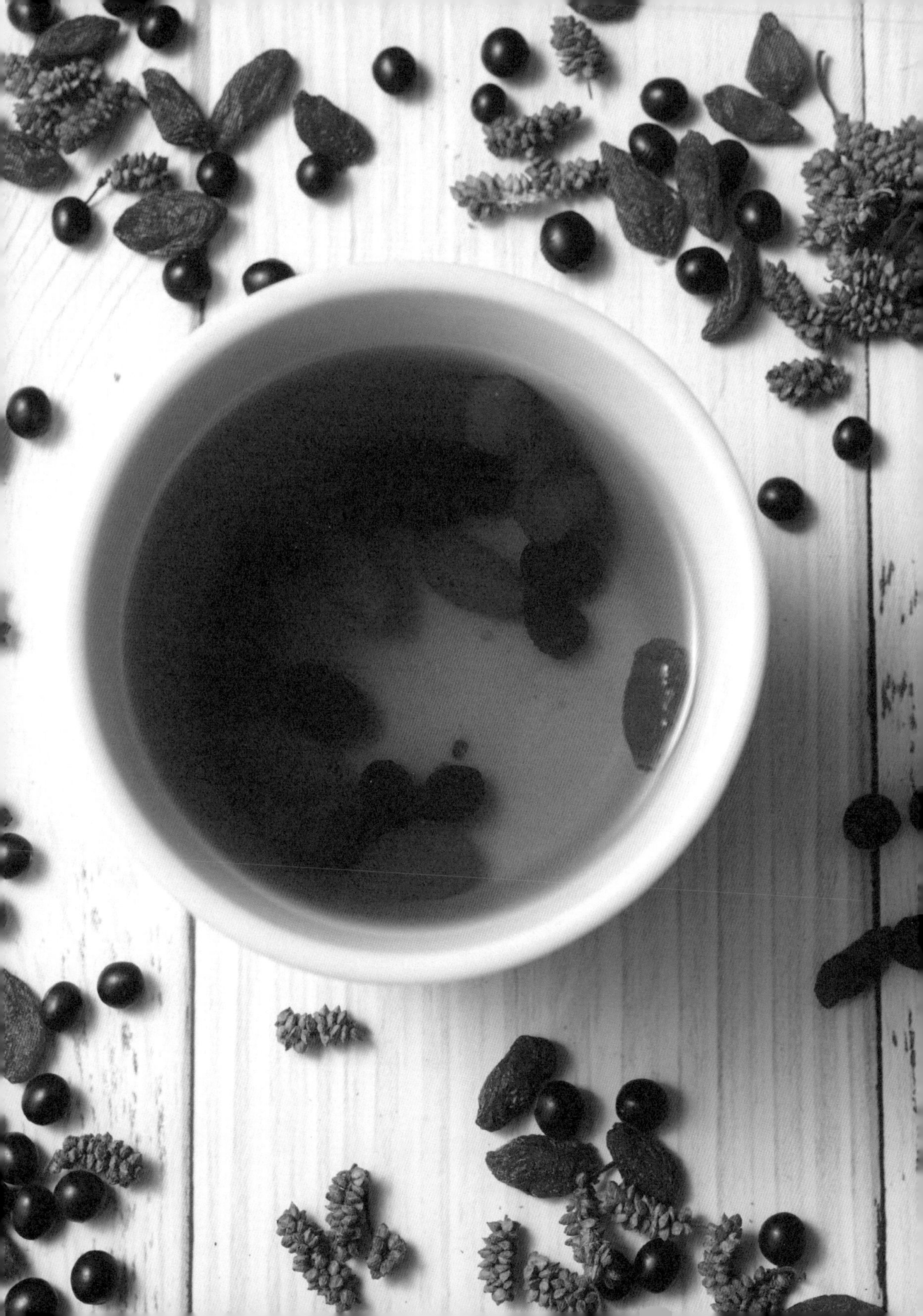

冰糖梨子飲 16

改善久咳不癒，
適合已無其他感冒的症狀，咳嗽痰量不多時飲用。

材料
梨子1顆，冰糖少許，浙貝母10克

作法
1. 將梨子洗淨，連皮切開去籽後，再切成小塊。
2. 在鍋中加入約為梨子2倍量的水，並將浙貝母和冰糖放入，用小火燉20分鐘（亦可用電鍋蒸煮）。
3. 飲湯食梨。

梨

●生津止渴，清熱降火●梨子性涼，因此風寒所引起的咳嗽，不宜食用●吃梨的時機是久咳或熱咳，可蒸熟來吃●

※ 浙貝母可於中藥材行購得。

冰糖香蕉 17

改善乾咳，
乾咳為咳嗽時無痰，且喉嚨乾乾的。

材料
香蕉2根，冰糖少許

作法
1. 將香蕉去皮，加入冰糖及少量的水。
2. 隔水蒸煮10分鐘。

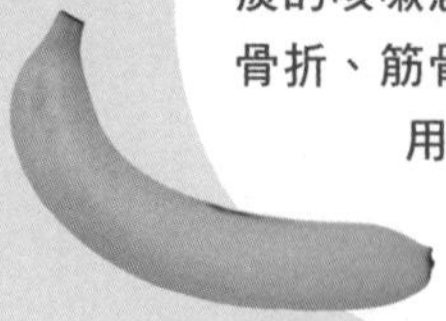

香蕉

●可潤肺止咳，對於無痰的咳嗽患者適合服用●骨折、筋骨扭傷者不宜食用香蕉●

18 甘蔗檸檬汁

改善聲音嘶啞。

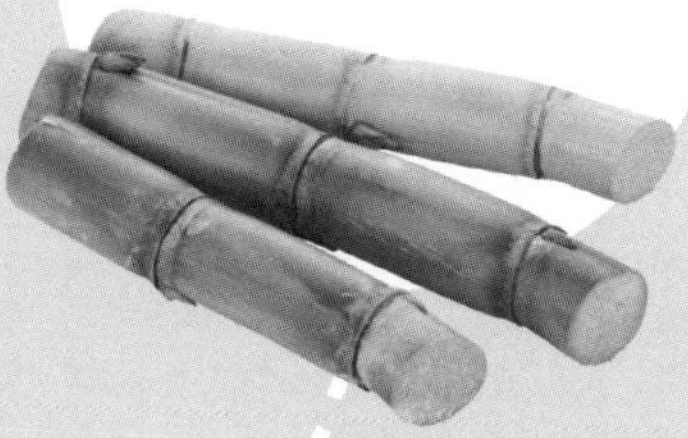

甘蔗

●解熱生津、潤燥滋養●

材料
純甘蔗汁300毫升，檸檬½顆

作法
將檸檬榨汁，加入甘蔗汁中攪拌均勻後飲用。

喉嚨沙啞

19 鳳梨酸梅湯

止口渴，保養咽喉。

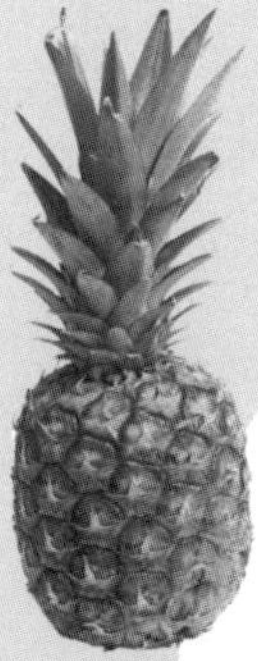

鳳梨

●能解暑除煩、生津止渴●

梅子

●生津止渴，增加唾液，改善口乾
●止咳（非感冒的咳嗽），改善肺虛久咳，虛熱煩咳●

材料
鳳梨½顆，酸梅5顆，水1公升，糖少許

作法
1. 鳳梨去皮，切小塊。
2. 將鳳梨、酸梅與水一同煮沸後，加糖飲用。

20 鳳梨炒飯

增進食慾，美味爽口，
可當正餐食用。

材料
白飯2碗，鳳梨¼顆，雞蛋2顆，紅蘿蔔絲¼條，豬肉絲、玉米粒、油、鹽各少許

作法
1. 鳳梨去皮去心，切小塊，備用。
2. 將雞蛋打散後用少許油炒散，盛出備用。
3. 油鍋燒熱，加入紅蘿蔔絲、豬肉絲及玉米粒略為拌炒，再倒入白飯，炒至均勻熟透後，加入作法2的蛋，再次炒勻，最後加入鳳梨塊與少許鹽稍微拌炒一下，即可起鍋。

鳳梨

●健胃消食，含蛋白酶，可幫助人體對蛋白質食物的消化與吸收●

消化不良

21 蘋果優酪乳

促進腸胃蠕動、幫助消化。

材料
蘋果½顆，原味優酪乳300毫升，白開水100毫升

作法
1. 蘋果洗淨，去皮去核，果肉切成小丁塊。
2. 將蘋果丁加入原味優酪乳及白開水，打成汁即可飲用。
3. 飯後喝較適合

蘋果

●健脾開胃、生津止渴，清暑熱，除心煩●蘋果當中的蘋果酸可刺激胃液分泌，幫助消化●

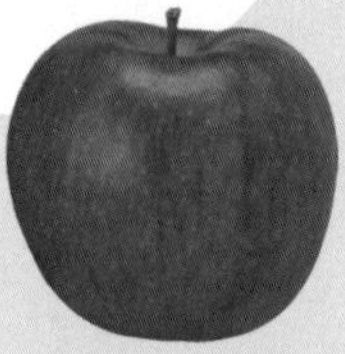

健胃消食

22 蘋果地瓜粥

膳食纖維豐富，促進腸胃道健康。
降低膽固醇。

材料
蘋果½顆，地瓜1小條，玉米粒2小匙，白米1杯，水6杯

作法
1. 蘋果削皮去籽切小塊。地瓜削皮切小塊。
2. 白米、地瓜塊和水放入鍋中，用電鍋煮成粥，趁粥熱加入蘋果塊和玉米粒後即可食用。

蘋果
●實驗顯示能降低膽固醇●

地瓜
●膳食纖維豐富，可改善便祕●

便祕

23 桑椹蜂蜜飲

改善便祕，適合病後身體虛弱、體力差者。
改善年輕人早發性白髮。

材料
新鮮桑椹30克，蜂蜜30克，水500毫升

作法
將新鮮桑椹壓碎，加入蜂蜜及水攪拌均勻即可飲用。

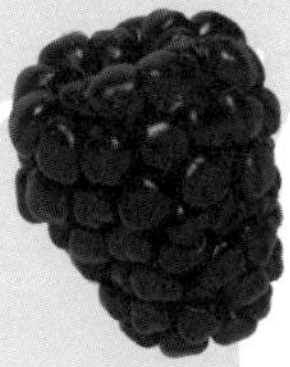

桑椹
●潤腸通便，適用於老人腸燥便祕●

蜂蜜
●未滿周歲的嬰兒，或本身對蜂製品有過敏者，不建議食用蜂蜜●糖尿病患者在食用蜂蜜時宜適量，不應過分攝取，以免高單位的糖分加重病情●

便祕

24 百香紅茶

除油膩，幫助消化，改善便祕

材料
百香果1顆，紅茶500毫升，糖適量

作法
百香果切開挖籽，加入紅茶及糖後即可飲用。

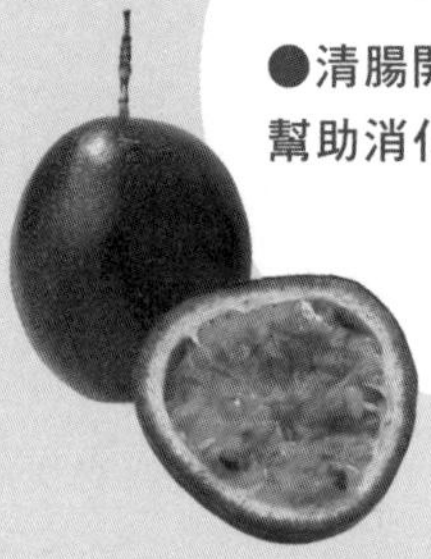

百香果

●清腸開胃，除油膩、幫助消化●改善便祕●

便祕

25 水果三明治

防便祕，促進體內廢棄物排出。
含多種維生素，促進身體新陳代謝。

材料
蘋果¼顆，生菜1葉，苜蓿芽少許，葡萄乾6顆，番茄2片，果醬或沙拉醬少許，吐司2片

作法
1. 蘋果切薄片，生菜洗淨。
2. 吐司塗上果醬或沙拉醬，中間夾蘋果片、生菜、苜蓿芽、葡萄乾及番茄片，即可食用。

葡萄

●可補氣血，安胎，改善頭暈身體無力●

番茄

●健胃消食、生津止渴●

腹瀉

26 番石榴梅子汁

改善腹瀉。
止口乾、口渴。能增唾液。

材料

番石榴（芭樂）1顆，梅子粉少許，白開水350毫升

作法

1. 番石榴去籽切小塊。
2. 番石榴塊加入白開水和梅子粉，用果汁機打勻後即可飲用。

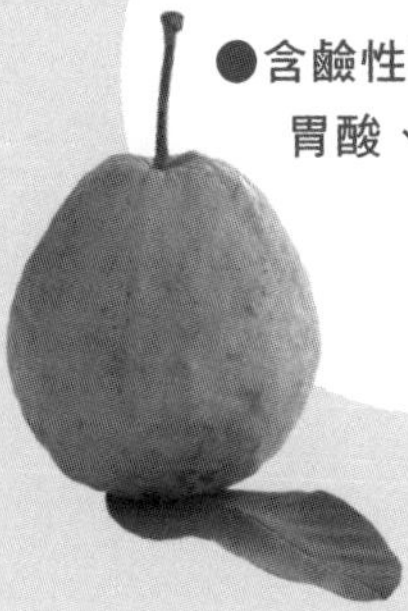

番石榴

●含鹼性澀味，能降低胃酸、止腹瀉●

腹瀉

27 石榴山藥優格沙拉

夏日食慾不振時可以食用。
腸胃功能欠佳，容易拉肚子的人適合食用。

材料

石榴1顆，新鮮山藥約150克，葡萄乾、穀片少許，優格1小瓶

作法

1. 將石榴切開挖取果粒。
2. 將山藥洗淨、去皮切丁，以熱水中汆燙5分鐘後撈出瀝乾。
3. 石榴及山藥放入碗中，加入穀片，撒上葡萄乾，倒入優格稍微攪拌一下即可食用。

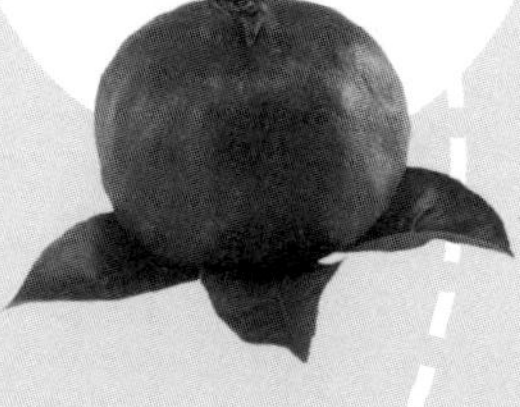

石榴

●抑菌止瀉，可改善腹瀉久痢●

28 木瓜牛奶

幫助消化、潤腸通便及保健腸胃，適合消化性潰瘍者飲用。

材料

木瓜½顆，鮮奶350毫升，白開水100毫升

作法

1. 木瓜洗淨，削皮去籽，切成小塊。
2. 將木瓜塊、鮮奶和水用果汁機打成汁即可飲用。

木瓜

●助消化●

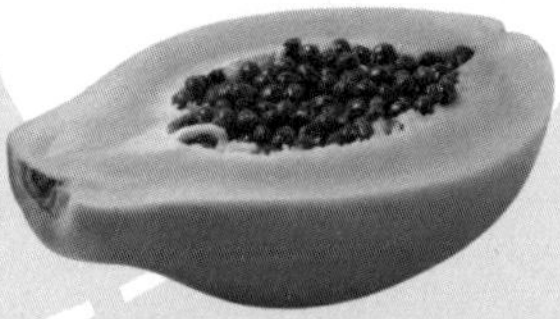

29 蜂蜜檸檬汁

改善噁心嘔吐、打嗝。

材料

檸檬1顆，蜂蜜約50克，白開水600毫升

作法

1. 檸檬榨汁。
2. 將白開水、蜂蜜、檸檬汁攪拌均勻後即可飲用。

檸檬

●增加胃腸蠕動，有助消化吸收●嘔吐、食慾不振可食用●

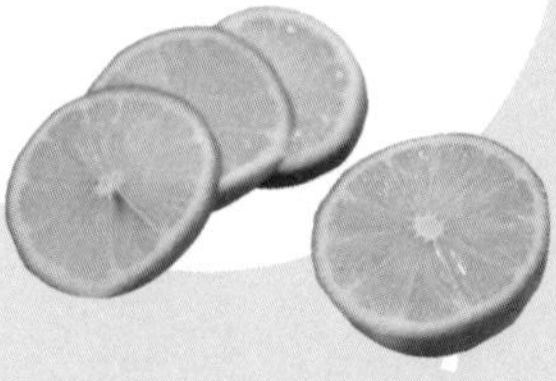

30 酪梨牛奶

糖尿病

改善便祕。
適合糖尿病患者飲用。

酪梨
●不甜，熱量適中●
糖尿病患者可食●

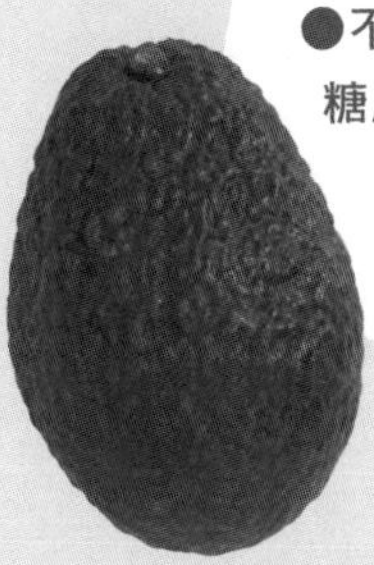

材料
酪梨½顆，鮮奶300毫升

作法
1. 酪梨去皮去核切成塊。
2. 將酪梨塊和鮮奶用果汁機打勻，不加糖即可飲用。

31 無糖葡萄柚綠茶

糖尿病

適合糖尿病患者飲用。

柚子
●解酒毒●降血糖●

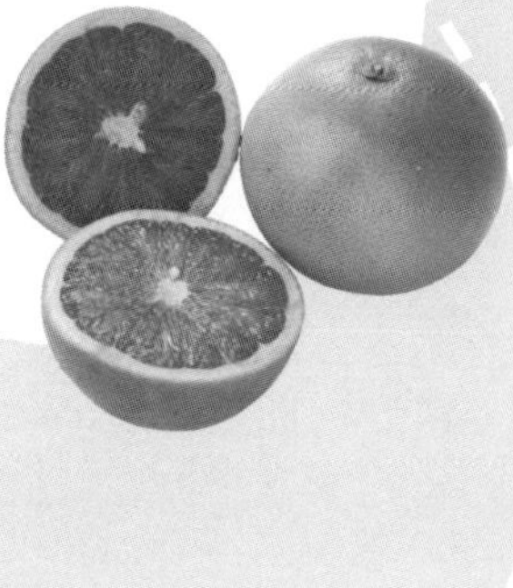

材料
葡萄柚½顆，無糖綠茶500毫升，梅子1顆

作法
1. 葡萄柚切開取出果肉。
2. 加入綠茶後攪拌均勻，再加入梅子後即可飲用。

高血脂

32 百香果燕麥飲

除油膩，改善高血脂。

材料

百香果½顆，蘋果¼顆，燕麥片1大匙，熱牛奶350毫升

作法

1. 百香果切開，挖出果肉；蘋果削皮去籽，切小塊。
2. 熱牛奶加入燕麥片，再加入百香果和蘋果塊攪拌均勻後即可食用。

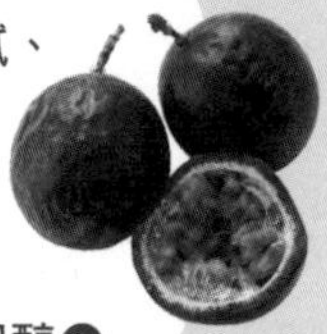

百香果

●清腸開胃，除油膩、幫助消化●

蘋果

●實驗顯示能降低膽固醇●

高血壓

33 柿餅黑木耳露

對早期高血壓有幫助。

材料

柿餅2個，黑木耳5小朵，枸杞6粒，冰糖適量

作法

1. 將柿餅切塊、黑木耳浸水至漲開後剪成小朵。
2. 柿餅、黑木耳加水（約1公升）煮爛後，加入冰糖調味即可食用。
3. 亦可用果汁機打均勻後飲用。

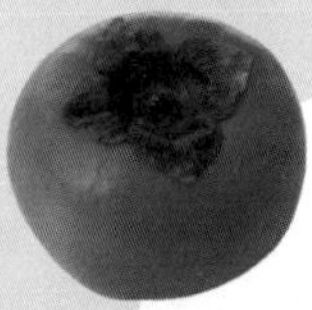

柿子

●潤肺止咳、化痰、清熱生津、降血壓●

※ 冰糖不宜放太多，因糖類會使血液的濃稠度加重，造成心臟缺血，進而誘發心肌梗塞。

34 奇異果百香綠茶

降血脂，有利心血管。

材料
百香果1顆，奇異果1顆，綠茶500毫升

作法
1. 百香果切開挖出果肉，奇異果削皮切小塊打汁。
2. 綠茶加入百香果和奇異果汁，攪拌均勻後即可食用。

奇異果
●可降血脂，對冠心病有幫助●

冠心病

35 草莓優格

適合牙齦出血，口舌生瘡，小便量少，小便色黃時飲用。可防治動脈硬化、冠心病。

材料
新鮮草莓3顆，原味優格1小盒

作法
將草莓洗淨後搗爛，加入優格中攪拌均勻後食用。

草莓
●防治動脈硬化、冠心病●
草莓中含有草酸鈣較多，如是由草酸鈣引起的尿路結石病人，不宜吃太多草莓●

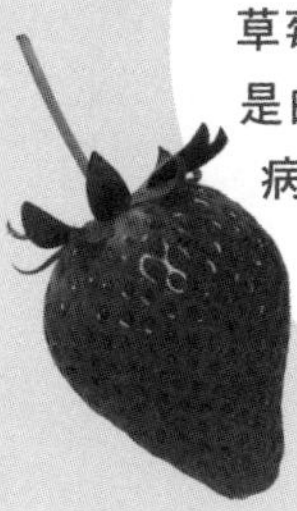

肝病

36 花生紅棗湯

對改善肝指數偏高有幫助。

材料

生花生米1杯，紅棗6顆，冰糖少許

作法

1. 生花生米浸水5~6小時，紅棗壓破備用。
2. 先加8杯水煮生花生至熟軟，再加入紅棗續煮5分鐘，加入冰糖調味後，即可食用。

紅棗

●根據研究顯示紅棗含有三帖類化合物的成分，具有抑制肝炎病毒活性的功效，因此本身為慢性肝炎帶原者，在日常生活中不妨吃些紅棗來保養肝臟●

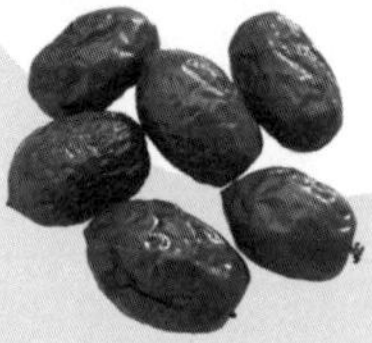

肝病

37 李子玫瑰花茶

疏肝理氣，保肝、消除疲勞。

材料

李子1顆，蘋果¼顆，鳳梨⅛顆，乾燥玫瑰花6朵，熱開水600毫升

作法

1. 李子去籽，切片；蘋果去皮去籽，切塊；鳳梨去皮，切塊。
2. 將作法1材料和玫瑰花浸泡於熱開水中，即可飲用。

李子

●中醫古籍紀載：「肝病宜食李」，有肝病的人適合吃一點酸酸的李子來調理身體●

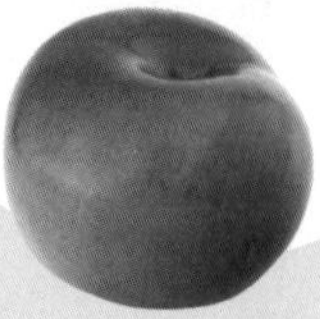

泌尿道感染

38 甘蔗蓮藕茶

適合泌尿道感染者飲用，
亦可改善小便不利。

材料

甘蔗汁60毫升，蓮藕粉60克

作法

蓮藕粉加等量的水煮滾調勻，放涼後加入甘蔗汁一同飲用。

甘蔗

●利小便、通大便●

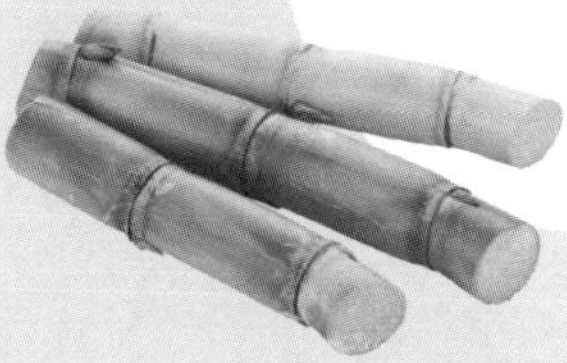

泌尿道感染

39 楊桃白茅根飲

利尿、改善泌尿道感染。
止口渴。

材料

楊桃1顆，白茅根30克，水1公升

作法

1. 楊桃切小片，白茅根洗淨。
2. 將作法1材料加水煮10分鐘。
3. 去渣當茶飲。

楊桃

●利小便，改善小便熱痛●

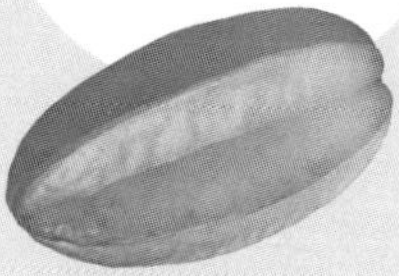

※ 白茅根可於中藥材行購得。

40 葡萄紅豆粥

慢性腎炎、面部皮膚肢體浮腫、尿少者可飲用。

材料

葡萄10顆（新鮮葡萄或葡萄乾皆可），紅豆½杯，薏仁½杯，白米½杯

作法

1. 紅豆、薏仁用水浸泡3～4小時，葡萄去皮。
2. 將紅豆、薏仁、白米加入7杯水，放入電鍋中共煮成粥。
3. 趁粥熱加入葡萄攪拌均勻後食用。

葡萄

●利小便，改善浮腫●

紅豆

●補血利尿、消腫去瘀等功能，為良好的養生食物●

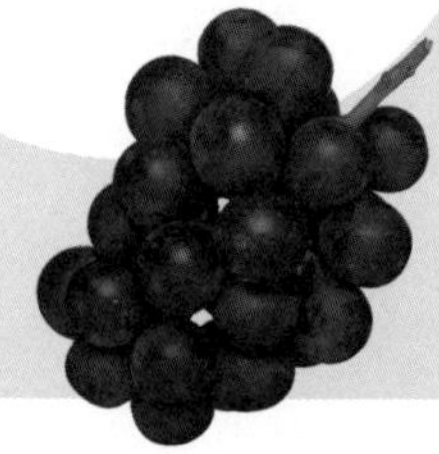

41 桂圓黑木耳湯

改善虛性白帶。白帶色清（透明），稀稀成水狀且量多、並有腰痠者適合食用。

材料

龍眼肉6顆，黑木耳（乾品）3朵，紅棗6枚，紅糖1小匙

作法

1. 黑木耳浸水泡開，切成小塊。
2. 將所有材料加入1公升的水，放入電鍋烹煮，待熟即可食用。

紅棗

●舉凡脾胃虛弱、容易疲勞、胃口差、容易腹瀉、面黃肌瘦、心煩、失眠、睡不好、高膽固醇血症、白血球減少者皆適合食用●

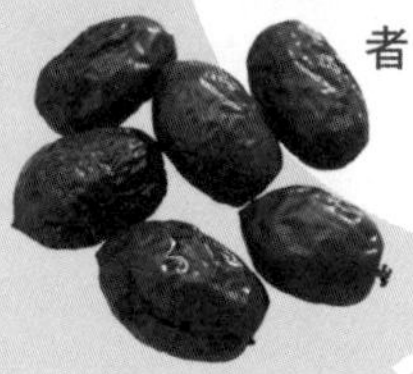

月經失調

42 梅子綠茶

緩解月經滴滴答答不乾淨。

材料

梅子4~5顆，綠茶葉少許，熱開水適量

作法

1. 綠茶茶葉用熱開水泡開加入梅子後即可飲用
2. 月經期適合熱飲。

梅子

●止瀉，改善久瀉●味酸，具收斂的作用●

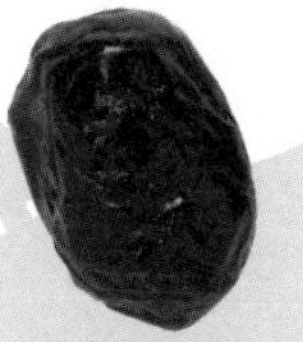

痛經

43 榴槤烤土司

改善月經不順、緩解虛寒性痛經。

材料

榴槤果肉1瓣，吐司2片

作法

1. 榴槤剖開後取出果肉去籽，將果肉壓軟後塗抹在吐司上。
2. 放進烤箱烤熱後即可食用。

榴槤

●寒性體質者服之可活血散寒，改善腹部寒涼及腹瀉●女性虛寒者食用可緩解痛經●

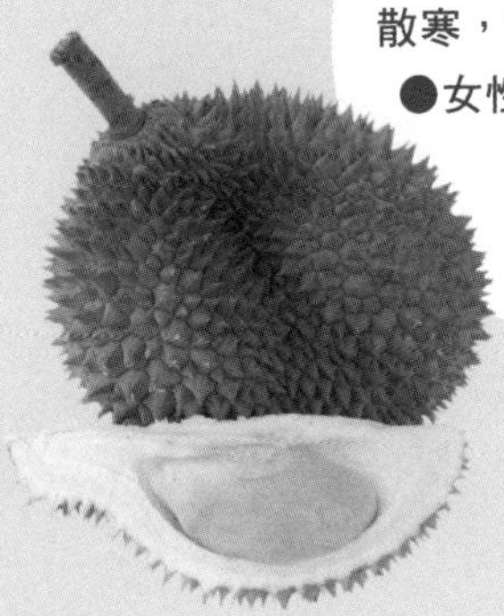

44 柚子蜜茶

孕吐

對妊娠噁心嘔吐的改善有幫助。

材料

柚子½顆，金桔1～2顆，蜂蜜適量，白開水500毫升

作法

1. 柚子去皮去籽，挖出果肉；金桔壓汁。
2. 將作法1材料、蜂蜜和白開水攪拌均勻後飲用。

柚子

●柚子可去除腸胃中惡氣，消食和胃（幫助消化）、理氣化痰●柚子性寒，因此感冒有痰者不宜多食●

45 甘蔗生薑汁

孕吐

對妊娠嘔吐有幫助，
喜歡酸味的孕婦最適合飲用。

材料

甘蔗汁300毫升、生薑汁5毫升

作法

甘蔗汁加入生薑汁飲用，冷熱飲皆可。

生薑

●促進血液循環、溫暖身體●

甘蔗

●滋養肺胃，降胃氣，改善反胃嘔吐●

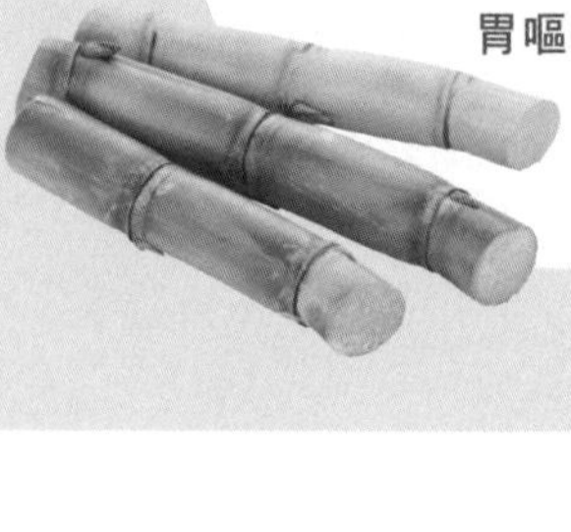

產後乳少

46 柳橙汁蒸鮮魚

對乳汁不通、乳房脹痛有幫助。

材料

柳橙2顆，鮮魚（草魚1片或鱸魚1隻），蔥、薑、鹽、米酒少許

作法

1. 柳橙1顆壓汁備用，1顆切片。
2. 鮮魚加蔥、薑、鹽、柳橙片及少許的米酒置於盤中隔水加熱蒸熟。
3. 最後淋上柳橙汁即可食用。

柳橙

●可通乳，婦女乳汁不通者可食●乳房脹痛者亦可食●

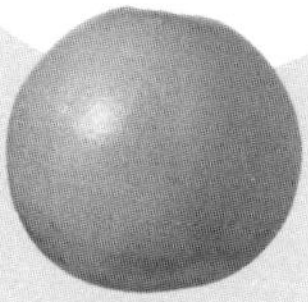

產後乳少

47 青木瓜燉排骨

豐胸通乳。

材料

青木瓜（份量以大顆一半，小顆整顆為宜），排骨10小塊，生薑3片，鹽少許，水2公升

作法

除了鹽以外的材料放入鍋中，用電鍋燉煮，煮熟後加入食鹽調味即可。

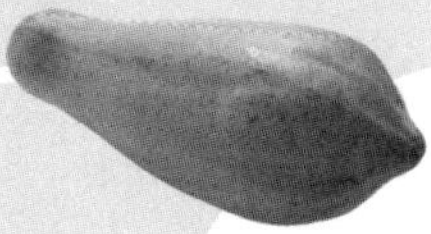

木瓜

●助消化●青木瓜對通乳有幫助●

排骨

●溫補類材料，可補腎、強筋骨●

48 小米紅棗粥

改善小兒營養不良、食慾差。

材料
小米½杯，紅棗5枚，茯苓10克，水3杯

作法
將所有材料放入鍋中，用電鍋共煮成粥。

紅棗

●舉凡脾胃虛弱、容易疲勞、胃口差、容易腹瀉、面黃肌瘦、心煩、失眠、睡不好、高膽固醇血症、白血球減少者皆適合食用●

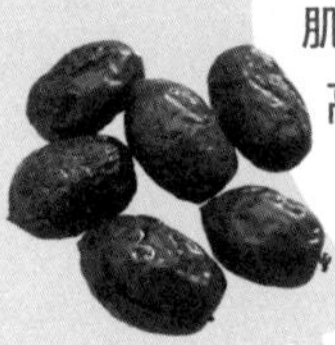

※ 茯苓可於中藥材行購得。

49 蘋果多多

幫助消化。

材料
蘋果¼顆，養樂多1瓶

作法
蘋果去皮去籽，磨成蘋果泥，加入養樂多攪拌均勻後即可食用。

蘋果

●健脾開胃、生津止渴，清暑熱，除心煩●蘋果當中的蘋果酸可刺激胃液分泌，幫助消化●

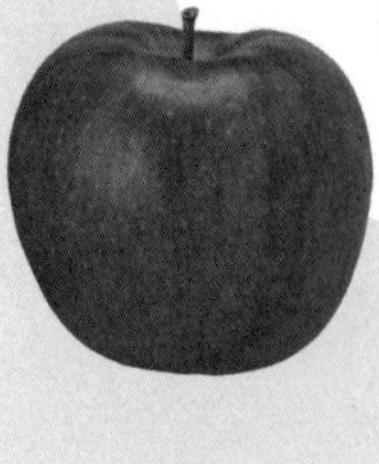

50 荔枝桂圓湯

改善小兒遺尿。

材料
荔枝10顆，龍眼肉10顆，龍骨15克，芡實10克，蓮子10克，水500毫升

作法
將所有材料煎服20分鐘後飲用。

荔枝

●益胃縮小便，改善小兒尿床●

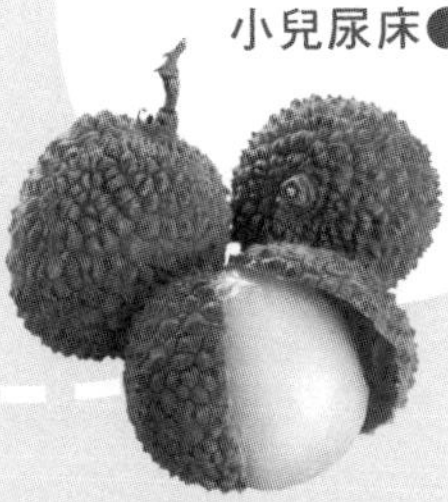

※ 龍骨、芡實、蓮子皆可於中藥材行購得

51 龍眼肉麵線

改善失眠多夢，對於老人家的失眠有幫助。
改善心悸眩暈、神經衰弱。
對虛寒性痛經緩解疼痛有幫助。

材料
龍眼肉8顆，麵線1束，雞蛋1顆，麻油、薑、米酒各少許

作法
1. 麵線先用熱水煮熟，撈出瀝乾。龍眼乾用米酒泡軟。
2. 麻油炒薑煎蛋，加入麵線續煎，再加入龍眼肉煎一下，即可食用。

龍眼肉

●思慮過度引起的健忘、失眠、心悸、驚悸可食之●血虛可食●

失眠

52 桂圓玫瑰花茶

幫助睡眠。養顏美容。

材料

龍眼肉6顆，蘋果¼顆，乾燥玫瑰花6朵，熱水500毫升

作法

1. 蘋果削皮去籽切小塊。
2. 將龍眼肉、蘋果塊和玫瑰花加熱水沖泡後飲用。

龍眼肉

●思慮過度引起的健忘、失眠、心悸、驚悸可食●血虛可食●

玫瑰花

●疏肝解鬱、養顏美容●

失眠

53 桂圓蓮子酸棗仁湯

改善失眠健忘。
改善心悸，易受驚嚇。

材料

龍眼肉6顆，蓮子1杯，酸棗仁10克，糖適量

作法

1. 將蓮子洗淨浸泡3～5小時，酸棗仁敲碎後放入布包中。
2. 蓮子加5杯水煮軟後，加入酸棗仁，再續煮5分鐘，趁熱加入龍眼肉浸泡，最後加入糖，即可飲湯，吃蓮子和龍眼肉。

龍眼肉

●思慮過度引起的健忘、失眠、心悸、驚悸適合食用●血虛可食●

蓮子

●常吃蓮子可去除煩躁、提升睡眠品質●

※ 酸棗仁可於中藥材行購得。

54 桑椹獨活飲

改善風濕疼痛、屈伸不利。

材料

桑椹10克，獨活10克，桑寄生10克，威靈仙10克

作法

所有中藥材加300毫升水煮20分鐘後飲用。

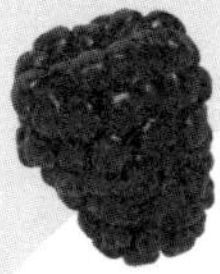

桑椹

●養血滋陰，治陰血不足引起的頭暈目眩●補肝腎，可烏髮，強腰膝，改善耳鳴●潤腸通便，適用老人腸燥便祕●

獨活

●性溫，多用於腰腿疼痛●

威靈仙

●用於肢體麻木、關節無法正常屈伸、關節痠痛等●

※ 桑椹，獨活，桑寄生，威靈仙皆可於中藥行購得。

優生活86

水果看人吃

你的體質適合吃水果嗎？了解體質，遠離致病的水果地雷

作　者——楊淑媚、蔡昆道
主　編——楊淑媚
責任編輯——朱晏瑭
封面設計——今日工作室
內文設計——葉若蒂
攝　影——二三開影像興業社　林永銘
校　對——楊淑媚、朱晏瑭
行銷企劃——許文薰

第五編輯部總監——梁芳春
董事長——趙政岷
出版者——時報文化出版企業股份有限公司
一〇八〇三臺北市和平西路三段二四〇號七樓
發行專線（〇二）二三〇六六八四二
讀者服務專線〇八〇〇二三一七〇五、（〇二）二三〇四七一〇三
讀者服務傳真（〇二）二三〇四六八五八
郵撥——一九三四四七二四 時報文化出版公司
信箱——一〇八九九 臺北華江橋郵局第九九信箱

時報悅讀網——www.readingtimes.com.tw
電子郵件信箱——yoho@readingtimes.com.tw
法律顧問——理律法律事務所 陳長文律師、李念祖律師
印　刷——盈昌印刷有限公司
初版一刷——二〇一九年十二月二十日
定　價——新臺幣三八〇元（缺頁或破損的書，請寄回更換）

時報文化出版公司成立於一九七五年，並於一九九九年股票上櫃公開發行，
於二〇〇八年脫離中時集團非屬旺中，以「尊重智慧與創意的文化事業」為信念。

水果看人吃 / 楊淑媚, 蔡昆道作. -- 初版. -- 臺北市 : 時報文化, 2019.12　面；　公分
ISBN 978-957-13-8057-5(平裝)

1.水果 2.營養 3.健康飲食

411.3　　108020814

ISBN 978-957-13-8057-5
Printed in Taiwan